U0306856

"问道·强国之路"丛书 主编＿＿董振华

卢春山 杜本峰——著

建设健康中国

中国青年出版社

"问道·强国之路"丛书

出版说明

为中国人民谋幸福、为中华民族谋复兴，是中国共产党的初心使命。

中国共产党登上历史舞台之时，面对着国家蒙辱、人民蒙难、文明蒙尘的历史困局，面临着争取民族独立、人民解放和实现国家富强、人民富裕的历史任务。

"蒙辱""蒙难""蒙尘"，根源在于近代中国与工业文明和西方列强相比，落伍、落后、孱弱了，处处陷入被动挨打。

跳出历史困局，最宏伟的目标、最彻底的办法，就是要找到正确道路，实现现代化，让国家繁荣富强起来、民族振兴强大起来、人民富裕强健起来。

"强起来"，是中国共产党初心使命的根本指向，是近代以来全体中华儿女内心深处最强烈的渴望、最光辉的梦想。

从 1921 年红船扬帆启航，经过新民主主义革命、社会主义革命和社会主义建设、改革开放和社会主义现代化建设、中国特色社会主义新时代的百年远征，中国共产党持续推进马克思主义基本原理同中国具体实际相结合、同中华优秀传统文化相结合，在马克思主义中国化理论成果指引下，带领全国各族人民走出了一条救国、建国、富国、强国的正确道路，推动中华民族迎来了从站起来、富起来到强起来的伟大飞跃。

一百年来，从推翻"三座大山"、为开展国家现代化建设创造根本社会条件，在革命时期就提出新民主主义工业化思想，到轰轰烈烈的社会主义工业化实践、"四个现代化"宏伟目标，"三步走"战略构想，"两个一百年"奋斗目标，中国共产党人对建设社会主义现代化强国的孜孜追求一刻也没有停歇。

新思想领航新征程，新时代铸就新伟业。

党的十八大以来，中国特色社会主义进入新时代，全面"强起来"的时代呼唤愈加热切。习近平新时代中国特色社会主义思想立足实现中华民族伟大复兴战略全局和世界百年未有之大变局，深刻回答了新时代建设什么样的社会主义现代化强国、怎样建设社会主义现代化强国等重大时代课题，擘画了建设社会主义现代化强国的宏伟蓝图和光明前景。

从党的十九大报告到党的十九届五中全会通过的《中共中央关于制定国民经济和社会发展第十四个五年规划和二〇三五年远景目标的建议》、党的十九届六中全会通过的《中共中央关于党的百年奋斗重大成就和历史经验的决议》，建设社会主义现代化强国的号角日益嘹亮、目标日益清晰、举措日益坚实。在以习近平同志为核心的党中央的宏伟擘画中，"人才强国"、"制造强国"、"科技强国"、"质量强国"、"航天强国"、"网络强国"、"交通强国"、"海洋强国"、"贸易强国"、"文化强国"、"体育强国"、"教育强国",以及"平安中国"、"美丽中国"、"数字中国"、"法治中国"、"健康中国"等,一个个强国目标接踵而至,一个个美好愿景深入人心,一个个扎实部署深入推进,推动各个领域的强国建设按下了快进键、迎来了新高潮。

"强起来",已经从历史深处的呼唤,发展成为我们这个时代的最高昂旋律;"强国建设",就是我们这个时代的最突出使命。为回应时代关切,2021年3月,我社发起并组织策划出版大型通俗理论读物——"问道·强国之路"丛书,围绕"强国建设"主题,系统集中进行梳理、诠释、展望,帮助引导大众特别是广大青年学习贯彻习近平新时代中国特色社会主义思想,踊跃投身社会主义现代化强国建设伟大实践,谱写壮美新时代之歌。

"问道·强国之路"丛书共17册,分别围绕党的十九大报告等党的重要文献提到的前述17个强国目标展开。

丛书以习近平新时代中国特色社会主义思想为指导,聚焦新时代建设什么样的社会主义现代化强国、怎样建设社会主义现代化强国,结合各领域实际,总结历史做法,借鉴国际经验,展现伟大成就,描绘光明前景,提出对策建议,具有重要的理论价值、宣传价值、出版价值和实践参考价值。

丛书突出通俗理论读物定位,注重政治性、理论性、宣传性、专业性、通俗性的统一。

丛书由中央党校哲学教研部副主任董振华教授担任主编,红旗文稿杂志社社长顾保国担任总审稿。各分册编写团队阵容权威齐整、组织有力，既有来自高校、研究机构的权威专家学者，也有来自部委相关部门的政策制定者、推动者和一线研究团队；既有建树卓著的资深理论工作者，也有实力雄厚的中青年专家。他们以高度的责任、热情和专业水准，不辞辛劳，只争朝夕，潜心创作，反复打磨，奉献出精品力作。

在共青团中央及有关部门的指导和支持下，经过各方一年多的共同努力，丛书于近期出版发行。

在此，向所有对本丛书给予关心、予以指导、参与创作和编辑出版的领导、专家和同志们诚挚致谢！

让我们深入学习贯彻习近平新时代中国特色社会主义思想，牢记初心使命，盯紧强国目标，奋发勇毅前行，以实际行动和优异成绩迎接党的二十大胜利召开！

中国青年出版社

2022年3月

"问道·强国之路"丛书总序：

沿着中国道路，阔步走向社会主义现代化强国

实现中华民族伟大复兴，就是中华民族近代以来最伟大的梦想。党的十九大提出到2020年全面建成小康社会，到2035年基本实现社会主义现代化，到本世纪中叶把我国建设成为富强民主文明和谐美丽的社会主义现代化强国。在中国这样一个十几亿人口的农业国家如何实现现代化、建成现代化强国，这是一项人类历史上前所未有的伟大事业，也是世界历史上从来没有遇到过的难题，中国共产党团结带领伟大的中国人民正在谱写着人类历史上的宏伟史诗。习近平总书记在庆祝改革开放40周年大会上指出："建成社会主义现代化强国，实现中华民族伟大复兴，是一场接力跑，我们要一棒接着一棒跑下去，每一代人都要为下一代人跑出一个好成绩。"只有回看走过的路、比较别人的路、远眺前行的路，我们才能够弄清楚我

们为什么要出发、我们在哪里、我们要往哪里去，我们也才不会迷失远航的方向和道路。"他山之石，可以攻玉。"在建设社会主义现代化强国的历史进程中，我们理性分析借鉴世界强国的历史经验教训，清醒认识我们的历史方位和既有条件的利弊，问道强国之路，从而尊道贵德，才能让中华民族伟大复兴的中国道路越走越宽广。

一、历经革命、建设、改革，我们坚持走自己的路，开辟了一条走向伟大复兴的中国道路，吹响了走向社会主义现代化强国的时代号角。

党的十九大报告指出："改革开放之初，我们党发出了走自己的路、建设中国特色社会主义的伟大号召。从那时以来，我们党团结带领全国各族人民不懈奋斗，推动我国经济实力、科技实力、国防实力、综合国力进入世界前列，推动我国国际地位实现前所未有的提升，党的面貌、国家的面貌、人民的面貌、军队的面貌、中华民族的面貌发生了前所未有的变化，中华民族正以崭新姿态屹立于世界的东方。"中国特色社会主义所取得的辉煌成就，为中华民族伟大复兴奠定了坚实的基础，中国特色社会主义进入了新时代。这意味着中国特色社会主义道路、理论、制度、文化不断发展，拓展了发展中国家走向现代化的途径，给世界上那些既希望加快发展又希望保持自身独立性的国家和民族提供了全新选择，为解决人类问题贡献了中国智慧和中国方案，同时也昭示着中华民族伟大复兴的美好前景。

新中国成立七十多年来，我们党领导人民创造了世所罕见的经济快速发展奇迹和社会长期稳定奇迹，以无可辩驳的事实宣示了中国道路具有独特优势，是实现伟大梦想的光明大道。习近平总书记在《关于〈中共中央关于制定国民经济和社会发展第十四个五年规划和二〇三五年远景目标的建议〉的说明》中指出："我国有独特的政治优势、制度优势、发展优势和机遇优势，经济社会发展依然有诸多有利条件，我们完全有信心、有底气、有能力谱写'两大奇迹'新篇章。"但是，中华民族伟大复兴绝不是轻轻松松、敲锣打鼓就能实现的，全党必须准备付出更为艰巨、更为艰苦的努力。

过去成功并不意味着未来一定成功。如果我们不能找到中国道路成功背后的"所以然"，那么，即使我们实践上确实取得了巨大成就，这个成功也可能会是偶然的。怎么保证这个成功是必然的，持续下去走向未来？关键在于能够发现背后的必然性，即找到规律性，也就是在纷繁复杂的现象背后找到中国道路的成功之"道"。只有"问道"，方能"悟道"，而后"明道"，也才能够从心所欲不逾矩而"行道"。只有找到了中国道路和中国方案背后的中国智慧，我们才能够明白哪些是根本的因素必须坚持，哪些是偶然的因素可以变通，这样我们才能够确保中国道路走得更宽更远，取得更大的成就，其他国家和民族的现代化道路才可以从中国道路中获得智慧和启示。唯有如此，中国道路才具有普遍意义和世界意义。

二、世界历史沧桑巨变，照抄照搬资本主义实现强国是没有出路的，我们必须走出中国式现代化道路。

现代化是18世纪以来的世界潮流，体现了社会发展和人类文明的深刻变化。但是，正如马克思早就向我们揭示的，资本主义自我调整和扩张的过程不仅是各种矛盾和困境丛生的过程，也是逐渐丧失其生命力的过程。肇始于西方的、资本主导下的工业化和现代化在创造了丰富的物质财富的同时，也拉大了贫富差距，引发了环境问题，失落了精神家园。而纵观当今世界，资本主义主导的国际政治经济体系弊端丛生，中国之治与西方乱象形成鲜明对比。照抄照搬西方道路，不仅在道义上是和全人类共同价值相悖的，而且在现实上是根本走不通的邪路。

社会主义是作为对资本主义的超越而存在的，其得以成立和得以存在的价值和理由，就是要在解放和发展生产力的基础上，消灭剥削，消除两极分化，最终实现共同富裕。中国共产党领导的社会主义现代化，始终把维护好、发展好人民的根本利益作为一切工作的出发点，让人民共享现代化成果。事实雄辩地证明，社会主义现代化建设不仅造福全体中国人民，而且对促进地区繁荣、增进各国人民福祉将发挥积极的推动作用。历史和实践充分证明，中国特色社会主义不仅引领世界社会主义走出了苏东剧变导致的低谷，而且重塑了社会主义与资本主义的关系，创新和发展了科学社会主义理论，用实践证明了马克思主义并没有过时，依然显示出科学思想的伟力，对世界社会主义发展具有深远历史意义。

从现代化道路的生成规律来看，虽然不同的民族和国家在谋求现代化的进程中存在着共性的一面，但由于各个民族和国家存在着诸多差异，从而在道路选择上也必定存在诸多差异。习近平总书记指出："世界上没有放之四海而皆准的具体发展模式，也没有一成不变的发展道路。历史条件的多样性，决定了各国选择发展道路的多样性。"中国道路的成功向世界表明，人类的现代化道路是多元的而不是一元的，它拓展了人类现代化的道路，极大地激发了广大发展中国家"走自己道路"的信心。

三、中国式现代化遵循发展的规律性，蕴含着发展的实践辩证法，是全面发展的现代化。

中国道路所遵循的发展理念，在总结发展的历史经验、批判吸收传统发展理论的基础上，对"什么是发展"问题进行了本质追问，从真理维度深刻揭示了发展的规律性。发展本质上是指前进的变化，即事物从一种旧质态转变为新质态，从低级到高级、从无序到有序、从简单到复杂的上升运动。在发展理论中，"发展"本质上是指一个国家或地区由相对落后的不发达状态向相对先进的发达状态的过渡和转变，或者由发达状态向更加发达状态的过渡和转变，其内容包括经济、政治、社会、科技、文化、教育以及人自身等多方面的发展，是一个动态的、全面的社会转型和进步过程。发展不是一个简单的增长过程，而是一个在遵循自然规律、经济规律和社会规律基础上，通过结构优化实现的质的飞跃。

发展问题表现形式多种多样，例如人与自然关系的紧张、贫富差距过大、经济社会发展失衡、社会政治动荡等，但就其实质而言都是人类不断增长的需要与现实资源的稀缺性之间的矛盾的外化。我们解决发展问题，不可能通过片面地压抑和控制人类的需要这样的方式来实现，而只能通过不断创造和提供新的资源以满足不断增长的人类需要的路径来实现，这种解决发展问题的根本途径就是创新。改革开放40多年来，我们正是因为遵循经济发展规律，实施创新驱动发展战略，积极转变发展方式、优化经济结构、转换增长动力，积极扩大内需，实施区域协调发展战略，实施乡村振兴战略，坚决打好防范化解重大风险、精准脱贫、污染防治的攻坚战，才不断推动中国经济更高质量、更有效率、更加公平、更可持续地发展。

发展本质上是一个遵循社会规律、不断优化结构、实现协调发展的过程。协调既是发展手段又是发展目标，同时还是评价发展的标准和尺度，是发展两点论和重点论的统一，是发展平衡和不平衡的统一，是发展短板和潜力的统一。坚持协调发展，学会"弹钢琴"，增强发展的整体性、协调性，这是我国经济社会发展必须要遵循的基本原则和基本规律。改革开放40多年来，正是因为我们遵循社会发展规律，推动经济、政治、文化、社会、生态协调发展，促进区域、城乡、各个群体共同进步，才能着力解决人民群众所需所急所盼，让人民共享经济、政治、文化、社会、生态等各方面发展成果，有更多、更直接、更实在的获得感、幸福感、安全感，不断促进人的全面发展、全体人民共同富裕。

人类社会发展活动必须尊重自然、顺应自然、保护自然，遵循自然发展规律，否则就会遭到大自然的报复。生态环境没有替代品，用之不觉，失之难存。环境就是民生，青山就是美丽，蓝天也是幸福，绿水青山就是金山银山；保护环境就是保护生产力，改善环境就是发展生产力。正是遵循自然规律，我们始终坚持保护环境和节约资源，坚持推进生态文明建设，生态文明制度体系加快形成，主体功能区制度逐步健全，节能减排取得重大进展，重大生态保护和修复工程进展顺利，生态环境治理明显加强，积极参与和引导应对气候变化国际合作，中国人民生于斯、长于斯的家园更加美丽宜人。

正是基于对发展规律的遵循，中国人民沿着中国道路不断推动科学发展，创造了辉煌的中国奇迹。正如习近平总书记在庆祝改革开放40周年大会上的讲话中所指出的："40年春风化雨、春华秋实，改革开放极大改变了中国的面貌、中华民族的面貌、中国人民的面貌、中国共产党的面貌。中华民族迎来了从站起来、富起来到强起来的伟大飞跃！中国特色社会主义迎来了从创立、发展到完善的伟大飞跃！中国人民迎来了从温饱不足到小康富裕的伟大飞跃！中华民族正以崭新姿态屹立于世界的东方！"

有人曾经认为，西方文明是世界上最好的文明，西方的现代化道路是唯一可行的发展"范式"，西方的民主制度是唯一科学的政治模式。但是，经济持续快速发展、人民生活水平不断提高、综合国力大幅提升的"中国道路"，充分揭开了这些违背唯物辩证法"独断论"的迷雾。正如习近平总书记在庆祝改革开放40周年大会上的讲话中所指出的："在中国这样一个有着5000多年文明史、13亿多人口的大国推进改革发展，没有可以奉为金科玉律的教科书，也没有可以对中国人民颐指气使的教师爷。鲁迅先生说过：'什么是路？就是从没路的地方践踏出来的，从只有荆棘的地方开辟出来的。'"我们正是因为始终坚持解放思想、实事求是、与时俱进、求真务实，坚持马克思主义指导地位不动摇，坚持科学社会主义基本原则不动摇，勇敢推进理论创新、实践创新、制度创新、文化创新以及各方面创新，才不断赋予中国特色社会主义以鲜明的实践特色、理论特色、民族特色、时代特色，形成了中国特色社会主义道路、理论、制度、文化，以不可辩驳的事实彰显了科学社会主义的鲜活生命力，社会主义的伟大旗帜始终在中国大地上高高飘扬！

四、中国式现代化是根植于中国文化传统的现代化，从根本上反对国强必霸的逻辑，向人类展示了中国智慧的世界历史意义。

周易有言："形而上者谓之道，形而下者谓之器。"每一个国家和民族的历史文化传统不同，面临的形势和任务不同，人民的需要和要求不同，他们谋求发展造福人民的具体路径当然可以不同，也必然不同。中国式现代化道路的开辟充分汲取了中国传统文化的智慧，给世界提供了中国气派和中国风格的思维方式，彰显了中国之"道"。

中国传统文化主张求同存异的和谐发展理念，认为万物相辅相成、相生相克、和实生物。《周易》有言："生生之谓易。"正是在阴阳对立和转化的过程中，世界上的万事万物才能够生生不息。《国语·郑语》中史伯说："夫和实生物，同则不继。以他平他谓之和，故能丰长而物归之；若以同裨同，尽乃弃矣。"《黄帝内经素问集注》指出："故发长也，按阴阳之道。孤阳不生，独阴不长。阴中有阳，阳中有阴。"二程（程颢、程颐）认为，对立之间存在着此消彼长的关系，对立双方是相互影响的。"万物莫不有对，一阴一阳，一善一恶，阳长而阴消，善增而恶减。"他们认为"消长相因，天之理也。""理必有对待，生生之本也。"正是在相互对立的两个方面相生相克、此消彼长的交互作用中，万事万物得以生成和毁灭，不断地生长和变化。这些思维理念在中国道路中也得到了充分的体现。中国道路主张合作共赢，共同发展才是真的发展，中国在发展过程中始终坚持互惠互利的原则，欢迎其他国家搭乘中国发展的"便车"。中国道路主张文明交流，一花独放不是春，世界正是因多彩而美丽，中国在国际舞台上坚持文明平等交流互鉴，反对"文明冲突"，提倡和而不同、兼收并蓄的理念，致力于世界不同文明之间的沟通对话。

中国传统文化主张世界大同的和谐理念，主张建设各美其美的和谐世界。为世界谋大同，深深植根于中华民族优秀传统文化之中，凝聚了几千年来中华民族追求大同社会的理想。不同的历史时期，人们都从不同的意义上对大同社会的理想图景进行过描绘。从《礼记》提出"天下为公，选贤与能，讲信修睦。故人不独亲其亲，不独子其子。使老有所终，壮有所用，幼有所长，鳏寡孤独废疾者皆有所养"的社会大同之梦，到陶渊明在《桃花源记》中描述的"黄发垂髫，并怡然自乐"的平静自得的生活场景，再到康有为《大同书》中提出的"大同"理想，以及孙中山发出的"天下为公"的呐喊，一代又一代的中国人，不管社会如何进步，文化如何发展，骨子里永恒不变的就是对大同世界的追求。习近平总书记强调："世界大同，和合共生，这些都是中国几千年文明一直秉持的理念。"这一论述充分体现了中华传统文化中的"天下情怀"。"天下情怀"一方面体现为"以和为贵"，中国自古就崇尚和平、反对战争，主张各国家、各民族和睦共处，在尊重文明多样性的基础上推动文明交流互鉴。另一方面则体现为合作共赢，中国从不主张非此即彼的零和博弈，始终倡导兼容并蓄的理念，我们希望世界各国能够携起手来共同应对全球挑战，希望通过汇聚大家的力量为解决全球性问题作出更多积极的贡献。

中国有世界观，世界也有中国观。一个拥有5000多年璀璨文明的东方古国，沿着社会主义道路一路前行，这注定是改变历史、创造未来的非凡历程。以历史的长时段看，中国的发展是一项属于全人类的进步事业，也终将为更多人所理解与支持。世界好，中国才能好。中国好，世界才更好。中国共产党是为中国人民谋幸福的党，也是为人类进步事业而奋斗的党，我们所做的一切就是为中国人民谋幸福、为中华民族谋复兴，为人类谋和平与发展。中国共产党的初心和使命，不仅是为中国人民谋幸福，为中华民族谋复兴，而且还包含为世界人民谋大同。为世界人民谋大同是为中国人民谋幸福和为中华民族谋复兴的逻辑必然，既体现了中国共产党关注世界发展和人类事业进步的天下情怀，也体现了中国共产党致力于实现"全人类解放"的崇高的共产主义远大理想，以及立志于推动构建"人类命运共同体"的使命担当和博大胸襟。

中华民族拥有在5000多年历史演进中形成的灿烂文明，中国共产党拥有百年奋斗实践和70多年执政兴国经验，我们积极学习借鉴人类文明的一切有益成果，欢迎一切有益的建议和善意的批评，但我们绝不接受"教师爷"般颐指气使的说教！揭示中国道路的成功密码，就是问"道"中国道路，也就是挖掘中国道路之中蕴含的中国智慧。吸收借鉴其他现代化强国的兴衰成败的经验教训，也就是问"道"强国之路的一般规律和基本原则。这个"道"不是一个具体的手段、具体的方法和具体的方略，而是可以为每个国家和民族选择"行道"之"器"提供必须要坚守的价值和基本原则。这个"道"是具有共通性的普遍智慧，可以启发其他国家和民族据此选择适合自己的发展道路，因而它具有世界意义。

路漫漫其修远兮，吾将上下而求索。"为天地立心，为生民立命，为往圣继绝学，为万世开太平"，是一切有理想、有抱负的哲学社会科学工作者都应该担负起的历史赋予的光荣使命。问道强国之路，为实现社会主义现代化强国提供智慧指引，是党的理论工作者义不容辞的社会责任。红旗文稿杂志社社长顾保国、中国青年出版社总编辑陈章乐在中央党校学习期间，深深沉思于问道强国之路这一"国之大者"，我也对此问题甚为关注，我们三人共同商定联合邀请国内相关领域权威专家一起"问道"。在中国青年出版社皮钧社长等的鼎力支持和领导组织下，经过各位专家学者和编辑一年的艰辛努力，几易其稿。这套丛书凝聚着每一位同仁不懈奋斗的辛勤汗水、殚精竭虑的深思智慧和饱含深情的热切厚望，终于像腹中婴儿一样怀着对未来的希望呱呱坠地。我们希望在强国路上，能够为中华民族的伟大复兴奉献绵薄之力。我们坚信，中国共产党和中国人民将在自己选择的道路上昂首阔步走下去，始终会把中国发展进步的命运牢牢掌握在自己手中！

是为序！

董振华

2022年3月于中央党校

第10章　自信人生二百年，会当水击三千里
——健康中国建设要"充满自信"

序 一

今天，中华人民共和国成立了72周年，山河远阔，国泰民安，举国同庆。我们乐在其中，共祝国家繁荣、民族昌盛、人民安康、亲友快乐。上午，我读完由卢春山、杜本峰合著的《建设健康中国》书稿，喜不自禁。在我看来，它是对祖国庆生的一份可贵的献礼！欣然为此序。

纵观历史，古人云："体壮为健，心怡为康。"这也符合WHO所提倡的健康定义——"健康乃是一种在身体上、精神上的完满状态，以及良好的适应力，而不仅仅是没有疾病和衰弱的状态"。放眼世界，各民族历来也都关注健康这个话题，健康是所有国家的共同关切。20世纪末，WHO在《迎接21世纪的挑战》报告中指出："21世纪的医学，不应该继续以疾病为主要研究领域，应当以人类的健康作为医学的主要研究方向。"看病难、看病贵是全世界普遍存在的现象，有些国家受包括医疗保险在内的高福利拖累面临国家破产，美国两党也曾将医改法案作为博弈的焦点。我国把人民健康放在优先发展的战略地位，人民能够享受中医和西医带来的双重保障，能够用较少的投入获得较好的医疗保障，得到更多的医疗关怀。特别是在抗击新冠肺炎疫情中，中国的制度自信和动员能力在关键时刻迸发出排山倒海般的强大力量，中西医结合、中西药并用托起了举世瞩目的抗疫"中国方案""中国智慧""中国成就"。我国在健康方面深厚的文明积淀是无价之宝，既是中国人民的福气，也是全人类可以汲取的养料。

在2016年全国卫生与健康大会上，习近平总书记发表重要讲话，强调要加快推进健康中国建设，努力全方位、全周期保障人民健康，为实现"两个一百年"奋斗目标、实现中华民族伟大复兴的中国梦打下坚实健康基础。党的十九大以来我国踏上了健康中国建设的新征程，并由国务院颁布了《健康中国行动（2019—2030年）》，部署了15项具体的行动计划，明确了政府、社会及个人的责任和义务，并制定了年度及各省市的实施任务及考核指标。指标之细、措施之实、落实之真都是史无前例的。同时，健康中国建设也得到了举国上下高度重视，围绕健康中国建设开展的研究、著述、科普、活动，迅猛增多，精彩纷呈，形成了浓厚的学术研究氛围。

在众多成果中，由卢春山、杜本峰合著的《建设健康中国》这本书，围绕"全面推进健康中国建设"这个中心议题，从健康基础理论入手，放眼借鉴健康国家建设的国际经验，紧密联系中国实际与中国实践，对中国开展健康问题治理的模式、规律、体系、力量、行动等，进行了比较全面、深入系统的阐释与探讨。全书虽然篇幅不长，但是内容丰富、条理清晰、分析透彻、观点新颖，能够使读者在较短时间内，比较完整、深刻、准确地把握健康中国建设的框架与精髓，并能获得启迪，为进一步深入研究健康问题提供了科学借鉴，实在是当前各界推进健康中国建设不可或缺、不可多得的有益参考，故郑重向各界推介。

书将付梓，先睹为快，不揣粗简，乐而为序。

中国工程院　院　士
天津中医药大学　名誉校长　张伯礼
中国中医科学院　名誉院长
2021年国庆节于天津团泊湖畔

序 二

我虽然是研究人口学、老年学的，但我从很早之前就开始关注健康问题、健康老龄化问题。现在很多人都担心人口老龄化，担心老年人越来越多，对社会生产形成压力，而且不能从事劳动，对家庭、对社会造成负担，这主要是从照顾老人的角度出发，其实不能这样悲观，应该有乐观的思维。

老年人虽然年龄比以前大，但不是一定没有正能量。我现在虽然过了99周岁，但是我每天还工作五六个小时，虽然我的记忆力、计算能力以及思维能力都不如以前，但是我还经常研究新的问题，还看新的材料来提高我自己的认识。我的看法是，任何一个器官用进废退，如果你不用的话肯定会退化，这是一个规律，它对老年人发挥正能量还是有帮助的。

我国真正的老龄化现在才开始，原因是20世纪60年代出生的大量人口现在开始进入了老年。全世界所有的预测资料我都看过，所有人预测中国的老年人，都是低估的，没有估计到中国会有这么多老年人。道理也很简单，因为全世界包括我们中国的学者，都没有想到中国能够站起来、富起来、强起来到现在的程度。还有一个更重要的也没有人能想到的因素是，即使中国最边缘、最穷的地方，也能够全部脱贫，最贫困地方的老年人也全都脱贫，所有地方的婴儿死亡率大大降低，孕产妇死亡率大大降低，英年死亡的人数大大减少。所以贫困问题的解决是我国老年人增长、加速存在最重要的一个因素。我们的进步是全世界都没有想到的。

　　我们现在的老龄化问题是什么？人数是增加的，但是健康水平不够。我国老龄化最大的短板，就是老年人不够健康。我们希望补短板，就是来解决这个问题。这个短板是我们今天必须克服的。除了补短板，我认为还要强弱项。存在决定健康。要用共同富裕的思路指导强弱项，消除城乡、地区、阶层之间健康上的不公平、不平等现象。

　　国家提出实施健康中国战略，实现全民健康。要实现全民健康，并不是睁着眼看，而是应该人人参与，共建共享。在卢春山、杜本峰两位撰写的《建设健康中国》即将出版之际，我讲这些话，为它作一个序言。

2021年10月3日

前 言

"人命至重，有贵千金"，健康连着国运和民心。20世纪上半叶，"东亚病夫"一词还是我们民族的耻痛。实现民族振兴、国家富强、国民健康长寿，建成一个健康而强大的中国，就一直融浸在中国共产党人的初心和使命里，它是全国各族人民的共同愿望，是近几代中国人的强烈梦想。

新中国成立以后，从"站起来"到"富起来"再到逐渐"强起来"，我国卫生健康领域也发生了翻天覆地的变化，人民健康水平持续提高，总体上优于中高收入国家平均水平，为全面建成小康社会奠定了重要基础。自2015年党的十八届五中全会作出"推进健康中国建设"重大决策部署以来，以习近平同志为核心的党中央把健康中国建设上升为国家战略，推动健康中国建设的重大举措陆续出台，健康中国建设持续升温，紧锣密鼓推出一系列重大部署，擂响了推进健康中国建设的铿锵战鼓，人民健康事业迎来了重大发展机遇。

建设健康中国是新时代的"国之大者"。我国在全面建成小康社会之后，要在高质量发展中实现共同富裕，共同富裕与"共建共享，全民健康"是完全一致的。"强起来"是我们国家进入新时代之后的最强音，建成健康中国是建成社会主义现代化强国在卫生健康领域的具体体现，建设健康中国是在建成富强民主文明和谐美丽的社会主义现代化强国的宏大布局中进行谋划和推动的。建设健康中国是塑造我国国际竞争优势的先手棋。放眼寰球，当今世界正经历百年未有之大变局，新冠肺炎疫情全球大流行使这个大变局加速演进。谁能抓好人民健康，谁就能在发展与竞争中下出"先手棋"。我国坚定地奉行健康优先，努力塑造我国发展的健康优势，努力把健康优势转化为发展优势。必须把人民生命安全和身体健康放在第一位，把建设健康中国放在中华民族伟大复兴战略全局和世界百年未有之大变局中统筹谋划，努力塑造有利于实现中华民族伟大复兴的健康基础。

未来十几年，正是建设健康中国的重要战略机遇期。建设健康中国是未来一个时期非常重要、非常宏大、非常繁重、非常紧迫的任务，它是一个伟大的、历史的、系统的工程，是实现中华民族伟大复兴的基础性工程。在抗击新冠肺炎疫情的大背景下，建设健康中国得到了空前重视。在当前和今后一个时期，要紧紧围绕建设健康中国，立足大卫生、大健康，全民共建共治共享，努力用"以人民健康为中心"这把"金钥匙"去打开强国之门。

对卫生健康事业来说，"建设健康中国"就是坐镇中军的"帅"，各项具体工作就是大棋局中的"车马炮、象士卒"。把建设健康中国作为事关全局的重头戏、纳入经济社会发展的主战场，是我们审视卫生健康发展与经济社会发展之间关系时得出的一条重要启示。我国卫生健康事业正处在一系列转变转型之中。变是挑战，要深刻认识和把握"变"的规律，准确识变、科学应变、主动求变，善于抓住机遇，在变局中开新局；变是考试，在应变谋发展时，要站稳人民立场，放出全局眼光，拓开历史视野，打大算盘、算大账，积极响应转变，增强发展后劲。

建设健康中国意义十分重大，人民群众高度关注，希望深入了解和参与健康中国行动的各界人士众多。作为从事健康中国建设的宣传工作者和理论研究者，我们经常被问到与实施健康中国战略相关的问题，深感自己有责任静下心来，努力为推动健康中国建设多做点儿工作。承蒙中央党校哲学教研部副主任董振华教授，红旗文稿杂志社社长顾保国，中国青年出版社社长皮钧、总编辑陈章乐的信任、鼓励和支持，我们不揣粗陋，接受了编著本书的邀请。我们希望借助本书，聚焦"建设健康中国"这个主题，分享我们的学习体会与探索心得，给各位热心健康事业的读者朋友，多提供一份参考资料。

本书共十章。其中第一章和第二章，聚焦健康国家建设的理论与国际实践，为我国建设健康国家作一个理论与范式的铺垫。第三章和第四章重点介绍建设健康中国的战略考量与战略部署。第五章和第六章是关于建设健康中国的两大抓手，即健康中国行动与爱国卫生运动。第七章介绍实施健康中国战略的体系建设，第八章从药处着眼介绍建设健康中国中的药事，第九章介绍实施健康中国战略的力量汇聚。最后一章阐述为什么要有建成健康中国的自信。我们期望达到的目的是，读者朋友们读了本书之后，可以简明而全面地把握建设健康中国的主要内容，主动履行健康个体责任，积极投入到建设健康国家的伟大实践中来。在实现个人健康幸福的同时，促进建成健康中国，实现中华民族伟大复兴的中国梦。

本书是我们通力合作完成的。我们共同讨论形成了全书编写提纲，然后分工写作，共同修改。其中，前言、后记、第三章、第四章、第五章、第六章和第八章由卢春山撰写，其他各章由杜本峰撰写。

受政策与理论水平所限，文中不妥之处在所难免，敬请读者不吝指正。

第 **1** 章

九层之台，起于垒土

——健康：个人幸福与国家发展的基石

人民健康是社会文明进步的基础，是民族昌盛和国家富强的重要标志，也是广大人民群众的共同追求。

——习近平总书记在教育文化卫生体育领域专家代表座谈会上的讲话（2020年9月22日）

自古以来，健康就是人类追求的永恒目标。在不同的历史发展阶段、不同的社会文化中，人们对健康与疾病的观念有很大差异，对于什么是健康、什么是疾病的问题总有不同的答案。对健康含义的理解直接影响着人们对健康的态度、价值取向和为维护健康而采取的行动，影响着对各类复杂健康问题的解决方案、提供健康服务的基本路径。当今世界，健康问题是举世瞩目的全球问题，各个国家关于健康的政策安排都是深深根植于本国对健康的理解。我国正在开展健康中国建设，如何正确理解和把握健康的确切内涵，如何全面科学地认识健康问题，是关系到我们如何推进健康中国建设的关键问题。

一、健康就是身体没病吗

2021年3月23日，习近平总书记在福建省三明市沙县总医院调研时指出，健康是幸福生活最重要的指标，健康是1，其他是后面的0，没有1，再多的0也没有意义。思想家、文学家爱默生曾写出"健康是第一财富"，后被简化为"健康就是财富"，并成为一条人人熟知的谚语。它告诉人们，只有当我们健康时，才能拥有我们想要的东西。物质上失去的东西，我们或许可以找回，但生命却永远无法挽回，也无法让别人为你承受疾病的痛苦。我们每个人应该并且必须认知何为健康。

那么，健康是什么，健康仅仅是没有疾病吗？

事实上，个人健康的研究要追溯到古代，那个时期健康往往与宗教联系在一起，健康的人被认为是获得了神灵的青睐。那时的中国、印度、希腊、埃及都分别诞生并发展了各自的传统医学。从神学到科学的过渡是一个渐进的过程，持续了几个世纪。在公元前12世纪至公元前11世纪，人们借助祈祷、祭祀等方式以期望平息神灵的怒火，换取梦境治愈[1]。在当时，阿斯克勒庇俄斯之杖，又称为蛇杖，被认为是医学象征，他的存在宣告"健康是由疗愈之神赋予"[2]。直到公元前5世纪前后，"现代医学之父"希波克拉底提出四体液学说，与我国五行学说呼应，认为"健康是环境与行为因素的产物"[3]。这一时期，宗教神学与医学有了分化的迹象[4]。

公元前1世纪至公元5世纪科学的进步进一步推动了对健康的新认知。盖伦提出对于健康的评判要纳入心理状况，包含了患者情绪与精神状况；同时，罗马人在公共卫生方面做出了革新，修建了下水道系统、淡水渡漕、公共澡堂等。由此，健康的侧重点从个体层面进化到社会层面。

1854年约翰·斯诺针对伦敦霍乱暴发的研究证明，受污染的饮用水是传播霍乱的根源，证实了生活方式、生活环境与传染病之间的关系，奠定了现代流行病学、公共卫生学的基

1.Žuškin E, Lipozenčić J, Pucarin-Cvetković J, et al. Ancient medicine-a review[J]. Acta Dermatovenerologica Croatica, 2008, 16(3): 149–157.

2.Antoniou S A, Antoniou G A, Learney R, et al. The rod and the serpent: history's ultimate healing symbol[J]. World Journal of Surgery, 2011, 35(1): 217–221.

3.Tountas Y. The historical origins of the basic concepts of health promotion and education: the role of ancient Greek philosophy and medicine[J]. Health Promotion International, 2009, 24(2): 185–192.

4.Yapijakis C. Hippocrates of Kos, the father of clinical medicine, and Asclepiades of Bithynia, the father of molecular medicine[J]. In Vivo, 2009, 23(4): 507–514.

础。1954年，约翰·高登明确了"病原体、宿主和环境"是疾病发生的三个要素。病原体的发现大大更新了人们对于疾病的认识，"每一种疾病必由某一种特定的病原体所引起"的观点被广泛接受。医生们开始致力于寻找引起疾病的特定病原体，并通过研发生物免疫技术对其进行消灭或控制。由此，医生形成了一种牢固的观念，即努力寻找杜波斯所说的那种"神奇子弹"的药物，来击伤和杀死疾病。由此产生了建立在药物治疗基础上的各种技术的发现，这成为解决问题、治疗疾病的主要医学手段。

随着更多的科学发现和医疗保健方法的改进，这一过程中演化出许多种健康定义，但最流行的还是世界卫生组织给出的定义。即，健康乃是一种在身体上、心理上和社会上的完好状态，而不仅仅是没有疾病和虚弱[1]。这里，包括三层含义，一是指人体结构完整，体格健壮，各组织、器官功能正常，没有不适感；二是智力正常，内心世界丰富、充实、和谐、安宁，情绪稳定，有自信心，能够恰当地评价自己，思维与行为协调统一，有充分的安全感等；三是能与自然环境、社会环境保持良好接触，并对周围环境有良好的适应能力，有一定的人际交往能力，能有效地应对日常生活、工作中的压力，正常地进行工作、学习和生活。这一定义包含了健康的个体价值和社会价值，克服了把"健康"视作"没有疾病"这一狭隘的生物医学角度，

1.World Health Organization. A state of complete physical mental and social well-being and not merely the absence of disease or infirmity[J]. Constitution of the World Health Organization Basic Documents, Forty-fifth Edition, Supplement, 2006: 662–664.

将健康扩展到躯体、精神和社会领域，凸显了健康作为人类共同价值追求的积极意义。这种多维度的健康界定，体现了躯体与精神、生物与心理、社会相统一，更为全面地刻画了疾病与健康的本质。

在汉语中，"健""康"二字的含义，体现了中国先人对健康的认识。"健"从"建"、从"人"。《说文》："建，立朝律也。"后来引申为创造、设立。"建"也就意味着有能力和有能量，或者有力量的意思。《增韵》："健，强有力也。"《易经》："天行健，君子以自强不息。""健"的含义也就是指人有力的状态，即肌体强壮有力，相关词语如健壮、健美、健步如飞等。《尚书·洪范》有"身其康强"，"康"即平安、安乐。古语云"体壮曰健，心怡曰康"，就是指身体强壮和心情愉悦和谐的状态。

《黄帝内经》中明确提出"形神相俱"的健康标准，也就是健康必须要做到"形"与"神"俱在，"身心合一"才能够健康。这里的"形"指身体、形体，"神"就是精神和神灵，也指心神、心理状态。仅仅只有其身体，无心智和德性，不能算真正意义上的健康。

新时代，我国依据国情，提出"大健康"的概念，这是对"健康"概念的拓展与升华，也是对个人健康的全面界定。与传统的"身体无病即健康"的认识不同，大健康的核心内涵是覆盖全人群的全生命周期健康，即包括生命孕育期、儿童少年期、成年期、老年期和临终关怀在内的"从负一岁到终老"的全生命历程健康，覆盖全人群的全方位健康，即身体健康、心理健康、社会适应健康、生活方式健康、人居环境健康等。

大健康观是将人放在整个自然与社会的大时空的最广泛

背景下，研究生命活动现象，研究生命质量和健康质量，研究健康行为与生活方式的关系，帮助人们确立健康的行为和生活方式，倡导人们在追求健康时，不能仅以医学中的"疾病"为焦点，而应转向"个体自主"、转向发现和发展自我健康的能力。

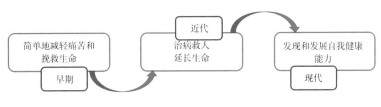

* 健康认知趋势

|知识链接|

世界卫生组织对健康的定义是完美的吗

随着时代的变迁，一些人认为世界卫生组织对健康的定义虽然是积极的并为全球改善健康状况提供了无限的机会，但它并不实用，因为它过于基本，无法可靠、公平地执行。该定义也因其概念上的缺陷而受到批评："它实际上是更接近于对幸福，而非健康的描述。"这些批评者坚持认为，虽然健康可以被认为是一种人权，但论证幸福是一种同等的权利更困难，更容易受到主观意识的影响。世界卫生组织关于健康的概念更多的是解决了一个"健康应该是什么样"的问题，所谓"完好状态"更多是一种外在表现的列举，并未说明"健康"的实质是什么。其中，最关键的是这种完好状态靠什么来维持。我们不能仅强调自然环境、社会环境、生活方式和遗传因素的方面，还必须考虑健康决定因素的内因方面，即"健康的主体及主体能动性的作用"以及"生命健康更深层次的主导因素的心理层面的问题"。

二、公众健康

公众健康（public health）源于对一个地区或国家整个人群健康的关注，进而使一个地区或国家以社会或群体的方式采取措施预防和控制疾病，从而提高整个人群的健康水平。

| 知识链接 |

公共卫生与公众健康

公共卫生和公众健康的两个相同重要特征：都以预防疾病和促进健康为目的、都采取群体或社会的方法应对问题。

但是，公众健康不同于公共卫生。公共卫生从方法入手，主要针对的是传染病和工业污染，是预防性的。公众健康则从目的入手，主要是为了促进公众健康。既然关注的是目的，因此公众健康的思想和方法既适用于传染病，也适用于慢性病，可以通过预防，也可以通过治疗来完成。

公众健康的思路打开了现代公共卫生发展的另一片天地。20世纪以前是传染病盛行的时代，没有有效的治疗，可以做的主要是预防，预防的主要手段是卫生（hygiene），因此卫生是

20世纪以前医学实践活动的中心。在那个年代，提高公众健康水平，也只有通过改善全民的卫生状况才能实现。关注公众健康主要体现在对公众卫生状况的关注。因此，在供水、排污、食品安全、检验检疫、清除垃圾、治理污染等方面，国家和社会承担了主要责任。

| 知识链接 |

谁对人类健康作出了真正贡献

1996年，在一次世界外科大会上，第一个成功进行人类心脏移植的外科医生克里斯提恩·巴纳说，真正对人类健康有贡献的三种人：抽水马桶发明者、压力泵发明者和首先使用塑胶布做房屋地基防潮材料的建筑业者。水管匠、铁匠和泥水匠对人类健康所作的贡献比所有外科医生加起来还要多。抽水马桶是现代居所处理人粪尿的常规方法，压力泵使自来水成为可能，防潮可减少室内微生物滋长[1]。

的确，用社会手段控制疾病，不应仅仅限于传染病的预防，对于提高民众健康也是极其有效的方法。20世纪，很多西方发达国家进入福利社会，将提高和保护每个公民的经济和社会福利纳入政府的主要职能。在机会平等和财富分配公正的旗帜下，把保障占人口大多数的社会中下层的健康和基本生活条件视作国家和社会的责任。

1.唐金陵.医学的进步与反思[J].中国医学人文，2017, 3(11):8–12.

公众健康一直是各国关注的社会话题，健康的战略目标契合了社会和谐发展的愿景。因此，健康促进工作需要引导社会各方参与配合，人人有责，人人享有，政府各部门与社会各团体以合理统筹配置资源为主，个体以改善生活方式为主，体现了各利益主体的互补、协同。

| 知识链接 |

Health、Hygiene 与 Sanitation

Health（健康）是指生物体的功能和新陈代谢效率水平。世界卫生组织将广义的人类健康定义为"一种完全的身体、精神和社会福祉的状态，而不仅仅是没有疾病或虚弱"。健康还包括支持性环境、个人安全、选择自由、社会关系、适当的就业和收入、获得教育资源和文化认同。

Hygiene（卫生）是为保持健康而采取的一系列做法。根据世界卫生组织的说法，卫生是指有助于保持健康和防止疾病传播的条件和做法。卫生是一个与清洁、健康和医药有关的概念，它也与个人和专业护理实践有关。在医学和日常生活环境中，卫生习惯被用作预防措施，以减少疾病的发病率和传播。不同文化中的卫生习惯各不相同，在一种文化中被认为可以接受的东西，在另一种文化中可能就不能接受。在食品、药品、化妆品和其他产品的生产过程中，良好的卫生是质量保证的一个重要组成部分。总之，Hygiene 专注于保持我们自身的清洁，其目的是改善个人的健康。

Sanitation（卫生设备和系统）是指对人类废物、环境废物和其他形式的废物进行适当和安全的管理，涵盖了从源头到终末的管理全过程。卫生设备和系统的目标是保持环境清洁，以防止疾病的传播。比如，生物废物会产生毒素并使细菌生长，如果没有适当的遏制或处理，它们可能会污染环境，包括空气、土地和水。这种污染与认知功能受损和生长迟缓有很大关系。此外，这些细菌可能导致多种传染病，如霍乱、痢疾、伤寒等。简而言之，Sanitation专注于如何处理我们日常生活和工作环境中产生的垃圾废料，其重点是社区所有人的健康。

三、从"健康个体""健康细胞"到"健康国家"

随着社会发展以及人们对健康问题内涵和外延认识的不断扩展，人们对健康问题的治理不断深化。1978年《阿拉木图宣言》提出了"健康社区"，20世纪80年代，世界卫生组织倡导了"健康城市项目"，再到2000年提出"健康国家建设"。我们看到，从重点关注个人健康的完好状态，到关注健康社区、健康城市，再到健康国家，从个体，到群体，再到集体，最终到国家层面，健康越来越鲜明地表现为一种社会发展的形态。从本质上来说，健康国家的建设是国际社会在推进社会发展中所形成的具体实践活动，体现健康问题在社会发展中的地位和作用。

介于健康个体与健康国家之间的层面，就是人们通常所说的"健康细胞"。2000年世界卫生组织墨西哥健康促进大会发布的《国家健康促进计划行动框架》（Framework for

Countrywide Plans of Action for Health Promotion）强调：世界各国都应该致力于建立"健康家园""健康学校""健康社区""健康城市"，以至"健康国家"的发展战略。

对健康细胞、健康国家的重视，不仅是其适应了健康的需求，更是反映了健康治理适应社会治理变革的趋势。这就是说，随着对健康认识的深入，人们发现个人的健康已无法脱离群体健康和公众健康的加持。从社会权利上来看，健康是基本人权。对整个人群健康的关注，实质上主要是对社会中下层人群健康的关注，上层人群往往能够得到较好的医疗卫生资源，不仅包括清洁的饮用水、安全的食品、整洁的居住环境和远离污染的居住区，更包括得病时需要的医护资源。从个体层面，逐步到社区、城市、国家的步步扩展，健康国家的战略思想体现了健康内涵的演进过程，也为国家主导健康工作明确了方向。

有学者提出未来健康国家发展的三大主旋律[1]：一是人口状况优良是健康国家的良好命运和发展目标（包括人口数量和密度问题、人口老龄化问题、人口健康和素质问题）；二是经济增长是健康国家的物质基础和经济手段；三是优化生态环境是健康国家的生存条件和自然基础（包括自然灾害和环境问题、人口城市化和经济现代化等）。这种观点体现了健康国家建设是将健康变量与人口、经济、生态环境等变量相协调，健康是人、自然与社会之间和谐的动态平衡，注重人与经济、生态环境天人合一的关系。

1.胡伟略.未来健康国家发展的三大主旋律[J].理论与现代化,2018,(5):22-24.

四、健康国家的衡量

健康国家的衡量目前还没有共同认可的指标体系。不同研究者利用他们编制的健康指数对全球各个国家的健康状况进行排名，形成全球国家健康排行榜。一些做法是参照国际组织的数据，结合一些选定的因素，例如"死亡率""吸烟率""饮酒率"和"大气污染程度"等因素，分别对各国国民的健康程度进行打分而进行的健康排行。如彭博（Bloomberg）全球健康指数是通过对"健康风险"（吸烟、高血压、肥胖）"清洁水的可用性""预期寿命""营养不良""死因"等因素进行考察，该指数对每个国家按照满分为100分的标准进行打分排名。根据2019年的排名[1]，西班牙被认为是全球人口最健康的国家，得分为92.75。西班牙的国民预期寿命为83.5岁，预计到2040年将上升到85.8岁，是世界上最长寿的。尽管西班牙人以吸烟、大量饮酒和熬夜而闻名，但他们的日常饮食和生活方式选择使他们胜过其他人。西班牙人的饮食富含健康脂肪和豆类，他们选择吃很多的水果和蔬菜，对于红肉和加工食品则选择较少。西班牙人步行者比例在欧洲最高，37%的人步行上班而不是开车（美国只有6%的人步行上班）。此外，西班牙的全民医疗保健计划非常成功，他们已成功将可预防死亡的比率降低到每10万居民45.4例。

其他在健康方面排名靠前的国家包括意大利、冰岛、日本和瑞士。从这一排名中发现一个有意思的结果，作为世界第一

1.林墨.健康国家的饮食核心[J].晚晴,2019(8):79-81.

大经济体的美国，其医疗卫生投入占国民经济总产值的17%，但健康国家指数在全球排在第35位，而发展中国家古巴则排在美国之前，处在第30位。可见，实现全民健康，并不是简单的"花钱越多效果越好"。

健康国家评估研究结果不胜枚举。总体来看，尽管各种健康评估标准不同，但一般认为健康国家至少应包括如下内容：

一是常用健康指标（如孕产妇死亡率、健康期望寿命、婴幼儿死亡率等）排名居世界前列；

二是健康水平显著提高，大部分人免受重大疾病困扰，慢性非传染病的发病率、死亡率得到控制；

三是注重营造居民幸福感，重视心理状态，构建和谐社会氛围；

四是健康的社会决定因素得以控制，如空气质量、生态环境等；

五是提升健康服务水平，完善健康保障制度。

第 **2** 章

择其善者而从之，其不善者而改之

——建设健康中国的"他山之石"

激发人们创新创造活力，最直接的方法莫过于走入不同文明，发现别人的优长，启发自己的思维。

——国家主席习近平在亚洲文明对话大会开幕式上的讲话（2019年5月15日）

在过去几十年，国际组织积极倡导健康促进和健康国家发展战略，许多国家采取措施并付诸实践。本章重点介绍国际组织及一些有代表性国家的做法，作为我国推动健康中国建设的参考和借鉴。

一、国际组织对建设健康国家的推动与演变轨迹

国际组织对健康国家建设的倡导是一个持续深入的过程。一些重要研究成果和理念，推动了健康国家建设的提出。

1977年第30届世界卫生大会通过了全球卫生战略"2000年人人享有卫生保健"（Health for All by the Year 2000）[1]。战略重点在于"人人享有"，改善资源分配不均，弥合预防保健服务鸿沟，使每个人至少能获得最低限度的医疗卫生服务。号召每个个体与家庭，充分参与到疾病预防、救治中，享受初级卫生服务给予的保障，共同抵抗疾病风险。

1978年的《阿拉木图宣言》（Almaty Declaration）是20世纪公共卫生领域的一个重要里程碑[2]。该"宣言"重申了健康的概念，将其提升为社会性目标，并注重健康环境的可持续发展，明确了健康社区的概念。具体而言，在"宣言"中健康已不再仅靠卫生系统，而是需要各部门的通力合作。健康关系着整个社会经济的发展，每一位公民都有权参与到卫生项目的规

1.程晓明,胡敏.基本卫生保健服务的国际经验[J].中国医疗保险,2008(1):56-59.
2.陈育德.重温《阿拉木图宣言》推进健康中国建设[J].中华预防医学杂志,2018,52(5):457-459.

划与实施中。其次，"宣言"中也着重提到了社区的重要性。社区作为个人家庭与卫生保健的基础连接桥梁，需要尽可能地发挥其作用，保障人们的生活与工作环境的健康。

1986年，第一届国际健康促进会议于加拿大渥太华举行并发表了《渥太华宪章》[1]。《渥太华宪章》的突出贡献在于其阐述了健康促进的定义、行动原则，以及未来的发展方向。健康促进是实现"人人享有卫生保健"的关键一步，它涵盖了生态学与健康教育两大内涵。《渥太华宪章》提出健康促进五个关键行动领域："①将健康问题上升到公共政策的高度。促使把健康问题提到了各个部门、各级领导的议事日程上，使他们了解他们的决策对健康后果的影响并承担健康的责任。强调健康促进不仅仅属丁卫生领域的工作，也涉及社会生活的各个领域，必须做到在业务上以广泛的专业合作，在行动上以多部门间的联合，必须在共同的目标下，建立广泛的联盟协同工作。②强调环境因素在人类促进健康的过程中占有重要的地位。要求任何健康促进策略都必须提出保护自然，创造良好的环境以及保护自然资源，这是对健康采取社会生态学方法的基础。无论个人、集体还是社会，要获得健康，均要积极参与对环境的改善与良好环境的维护，使环境成为人类获得健康的支持因素。这里的"环境"指的是具体的自然条件、空间、地域设施，也包括抽象的精神、氛围和行为取向。③强化社区行动。强调社区健康促进工作包括确定需优先解决的健康问题，做出决策，设计策略

1.World Health Organization. Ottawa charter for health promotion [J]. Health Promotion International, 1986, 1(4):405–460.

及其执行，以达到促进健康的目标等具体和有效的社区行动，在这一过程中核心问题是赋予社区以当家作主、积极参与和主宰自己命运的权利。④发展个人技能。通过提供信息、健康教育和提高生活技能以支持个人和社会的发展，促使群众能更有效地维护自身的健康和他们的生存环境，并做出有利于健康的选择。⑤调整卫生服务方向。卫生部门的作用不仅仅是提供临床与治疗服务而必须坚持健康促进的方向。调整卫生服务方向也要求更重视卫生研究及专业教育与培训的转变，并立足于把一个完整的人的总需求作为服务对象[1]。"

《渥太华宪章》的三个核心战略词为"倡导、促成、协调"。倡导健康的生活方式，健康的影响因素不只有生物学因素，更重要的是社会、环境、行为等，健康的改善得益于生活方式的转变；健康促进的根本是促成健康平等，缩小健康差距；健康促进工作需要各组织的有效沟通与积极配合，协调好社会力量，才能促使健康工作的完美运行。

| 知识链接 |

健康促进标志（Health Promotion）

健康促进标志是由在渥太华举行的第一届国际健康促进会议创建的，在此会议上形成了《渥太华健康促进宪章》。从那时起，世界卫生组织将此符号保留为健康促进标志，因为它代表《渥太华宪章》中概述的健康促进方法。标志是一个带有3个翅膀的圆圈，它包含健康促

1.甘兴发.渥太华健康促进宪章[J].中国健康教育，1993(2):4-6.

进的五个关键行动领域（建立健康的公共政策、为健康
创造支持性环境、加强社区健康行动、发展个人技能和
重新定位健康服务）和三个基本的健康促进战略（倡导、
促成和协调）。

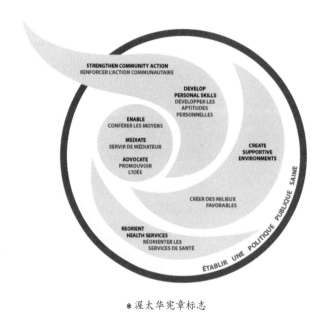

＊渥太华宪章标志

1992年，"合理膳食、适量运动、戒烟限酒、心理平衡"
为健康四大基石，是《维多利亚宣言》中所提出的。世界卫
生组织还同时提出了"健康＝60%生活方式＋15%遗传因素
＋10%社会因素＋8%医疗因素＋7%气候因素"[1]。

1998年，"21世纪人人享有卫生保健"是世界卫生组织在

1.王文志,刘红梅."维多利亚宣言"内容介绍[J].中国慢性病预防与控制,
1995(4):186-188.

日内瓦世界卫生大会中提出的，这一全球卫生战略旨在提高健康预期寿命，弥合健康鸿沟，保障卫生服务的可持续性。

21世纪以来，健康工作已成为社会议题和国家优先事项，国际间的健康事项讨论都已提至国家政策议程。千禧年，联合国千年首脑会议通过的《联合国千年宣言》标志性地将卫生和健康置于全球议程的核心，促成了各国将健康上升为国家战略[1]。2010年《所有政策中的卫生问题阿德莱德声明》首次使用"将健康融入所有政策"的表述[2]。在这项声明中，实现全民健康需要各个部门都将健康目标纳入政策制定的过程中，健康的决定因素涵盖了社会经济的影响，不仅是卫生部门的任务。2013年《赫尔辛基宣言》正式界定了"将健康融入所有政策"。其本质是一种公共政策的制定方法，主要目标是改善全民健康、促进健康公平。各部门在制定政策时，要考虑到其政策施行可能带来的健康后果，相互协作，避免健康不利影响[3]。

2015年，联合国可持续发展峰会上通过了《2030年可持续发展议程》[4]，共明确了17个发展目标，从经济、社会、环境三个方面入手。提升各年龄段健康便是发展目标之一，具体细化到生命历程中的各阶段健康是世界各国对人类福祉的新要求。

1.王璐. 千年发展目标的回顾与展望[J]. 中国卫生政策研究, 2015, 8(10):40.
2.WHO and the Government of South Australia. The Adelaide Statement on Health in All Policies: moving towards a shared governance for health and well-being[J]. Health Promotion International, 2010, 25(2): 258–260.
3.赫尔辛基宣言 [J]. 中国护理管理, 2018, 18(10):1405.
4.邱卓英，郭键勋，杨剑，等. 康复2030:促进实现《联合国2030年可持续发展议程》相关目标[J]. 中国康复理论与实践, 2017, 23(4):373–378.

世界卫生组织从界定健康概念开始，依次倡导了初级卫生保健、社区卫生、健康城市、干预影响健康的社会因素，提出了将健康融入万策，进行健康国家建设。近年来，世界卫生组织强调数字健康与健康科学技术，并提出了《数字健康全球战略2020—2024》（Global Strategy on Digital Health 2020-2024）。这一战略的目的是推进和应用数字健康，以实现人人享有健康的愿景。在这一全球战略的背景下，数字健康被理解为"开发和使用数字技术改善健康相关的知识和实践领域"，包括电子健康（ehealth），如数字消费者拥有的智能设备和连接设备，还包括数字技术在健康领域的其他应用，如物联网、人工智能、大数据和机器人技术。

越来越多的人认识到信息和通信技术提供了新的机遇和挑战，信息和通信技术在全球卫生健康领域的战略与创新方面将是一个至关重要的支持因素，确保更多人受益于全民健康保险、得到更好的医疗紧急保护、享有更好的健康和福祉。通过使用信息和通信技术能够增加初级卫生保健服务的可及性，促进疾病的诊断和治疗，加速初级卫生保健和全民健康覆盖的进展、优化资源配置、加强对医疗记录的获取和对患者的纵向监测。预测和监测疾病的传播，监测报告包括药物和生命安全在内的不良事件，以及跟踪药品和疫苗的供应。此外，物联网、人工智能、大数据分析、区块链和其他前沿生物技术有潜力帮助改善健康，显著提高效率和医疗诊断。

数字健康必须成为卫生健康事业优先发展方向，以符合伦理、安全、可靠、公平和可持续的方式造福人类。数字化对健康国家战略中国家健康治理体系和治理能力带来了新机遇和新挑战。

| 知识链接 |

人工智能的奇迹[1]

人工智能（AI）不仅仅是医疗保健领域的数字化转型趋势，也是医疗创新的缩影。

（1）聊天机器人，通过听觉或文本方法进行对话的计算机程序与智能算法。2018年，谷歌用谷歌助手的最新功能Duplex震惊了世界，它能够用听起来很像人类的对话在一家美发店进行预约。聊天机器人可以扮演多种角色，从客户服务代表到诊断工具甚至治疗师，大量的信息数据使机器人可以提供各种形式的娱乐。当你感到孤独的时候，它是你的人工智能朋友，可以向它讲述你的生活。

聊天机器人可以帮助病患及其家人，响应安排健康管理、药物管理工作，甚至提供紧急救助与应援，提供解决方案。同时，聊天机器人的介入，可以减轻医护人员的负担，帮助患者联系临床医生，降低不必要的沟通成本。这些会说话或发短信的智能算法已被期待成为未来初级预防保健的强力技术支撑。患者没必要在每个细碎问题上都求助于医护人员，而是可以首先求助于聊天机器人。如果医疗小助手不能回应所提出的问题，病例则会被转接到现实中的医生。

1.Chan P Y, Ng S K. The Brave New World of Machine Learning in AI and Medicine[J]. Learning Approaches in Signal Processing, 2018:639–668.

（2）人工智能的真正力量可以在精准医学、医学成像、药物发现和基因组学等领域得到完美诠释。例如，癌症患者过去常常接受具有高失败率的千篇一律的治疗。现在，由于人工智能的复杂模式识别，这些患者可以获得针对他们的基因构成和生活方式量身定制的个性化治疗。

（3）医疗保健公司正在积极投资可穿戴技术设备，这些设备可以为高风险患者提供实时监测，以确定发生重大健康事件的可能性，其中一些最常见的设备包括心率传感器、运动追踪器、血糖计（监测血糖水平）、血氧计（监测血液中携带的氧气量）等。

二、健康国家建设的国际案例

（一）美国：健康公民计划

美国是世界上最早实施健康战略的国家。美国自1980年以来，健康战略目标可以分为两类：以改善整体健康为目标的全民计划；以预防为主的健康生活方式计划[1]。从20世纪80年代开始，美国每十年发布一次"健康公民计划"。这个计划一步步地向外扩展健康内涵，关注焦点从个体健康到整体社会环境，强调了健康公平与多部门协作。

1.边宇，吕红芳.美国《全民健身计划》解读及对我国的启示[J].体育学刊，2011，36(2)：69-73.

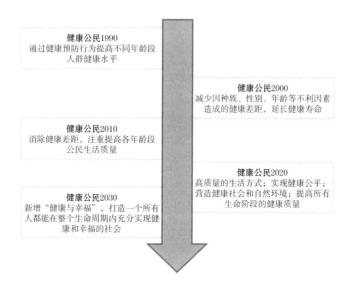

健康公民1990
通过健康预防行为提高不同年龄段
人群健康水平

健康公民2000
减少因种族、性别、年龄等不利因素
造成的健康差距，延长健康寿命

健康公民2010
消除健康差距，注重提高各年龄段
公民生活质量

健康公民2020
高质量的生活方式；实现健康公平；
营造健康社会和自然环境；提高所有
生命阶段的健康质量

健康公民2030
新增"健康与幸福"，打造一个所有
人都能在整个生命周期内充分实现健
康和幸福的社会

＊ 美国健康公民（Healthy People）系列计划

（二）日本：国民健康增进计划

1964年，日本内阁制订的"国民健康、体质增进"计划首次提出"疾病预防、增进健康"政策。自1978年开始实施一系列国家健康促进措施以来，该计划大约每10年修订一次。自20世纪80年代起，日本先后制订了四期国民健康促进计划。

进入21世纪后，日本政府在人群疾病谱发生改变、人口结构老龄化、医疗费用上升、国民健康需求增强的背景下，从预防保健入手，制定并实施国民健康增进战略，即"健康日本21世纪计划"，旨在延长国民健康寿命，减少疾病损伤带给社会的负担，防止早逝和生活障碍发生，提高生活质量，构建充满活力的社会。

21世纪以来，日本在疾病谱、人口结构、医疗支出等方面的变化，敦促国民健康计划的重心发生转变。首先，提出了政

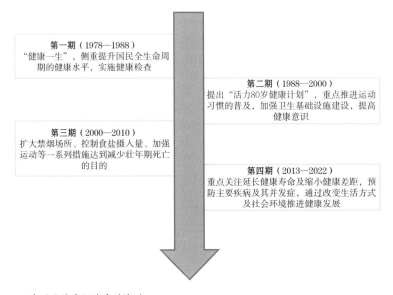

第一期（1978—1988）
"健康一生"，侧重提升国民全生命周期的健康水平，实施健康检查

第二期（1988—2000）
提出"活力80岁健康计划"，重点推进运动习惯的普及，加强卫生基础设施建设，提高健康意识

第三期（2000—2010）
扩大禁烟场所、控制食盐摄入量、加强运动等一系列措施达到减少壮年期死亡的目的

第四期（2013—2022）
重点关注延长健康寿命及缩小健康差距，预防主要疾病及其并发症，通过改变生活方式及社会环境推进健康发展

＊日本国民健康促进系列计划

府、社会组织、个人共建健康的理念；其次，紧抓预防关口，以期减少青壮年死亡率、提升总体健康质量；最后，细致化战略目标，共制定了70项目标，纳入9大领域。

日本历次开展国民健康增进战略的成功经验，是借助于法律和制度推行健康教育与健康管理。为了配合"健康日本21世纪计划"更好地贯彻实施，2002年8月，日本政府颁布了《健康增进法》[1]。该法是在充分考虑日本社会急速高龄化、疾病结构变化与国民健康增进的重要性基础上，特此规定以全面推动国民健康促进运动。在责任与义务方面，强调国民应加强对自身健康生活习惯重要性的关心与理解，关心个人健康

1.田林.中日保健食品安全监管问题的比较法研究[J].日本研究,2015 (1):35-43.

状况，努力增进个人健康，规定了国民、国家、地方公共团体、健康促进事业实施者的责任，以及相关单位的协调合作义务。此外，2005年6月，日本颁布实施《食育基本法》，以确保"全体国民身心健康、活力一生"主要目的的实现，充分说明了日本政府对饮食与营养教育的重视[1]。由此可见，日本以立法的方式，保证了各类健康增进项目的管理与服务实施有法可依、有章可循。

（三）英国：公共卫生计划

英国全民享受免费医疗，但人口老龄化加速、健康不平等加剧、卫生支出上涨等现状促使英国的国家健康战略从医疗转向公共卫生。英国公共卫生署承担了执行责任，具有业务自主权。2010年，英国开启了公共卫生发展的新纪元，其后在2013年颁布的《英国公共卫生成果框架2013—2016》，是英国全国公共卫生工作的指导性文件，该框架设定了4个方面的目标和针对不同生命阶段问题的66项具体指标：

（1）改善健康决定因素：这一方面共有19个具体指标，包含了儿童贫困率、暴力犯罪率等，主要目标是改善影响健康公平的社会因素；

（2）提升健康促进措施：这一方面共有24个具体指标，包含了吸烟率、肥胖、儿童发育指标、癌症筛查等，主要目标是敦促公民采取健康生活方式；

1.程景民，郑思思.日本《食育基本法》对我国的启示[J].中国食物与营养，2016，22(6):5-7.

（3）加强健康保护：这一方面共有7个具体指标，包含了疫苗接种、空气污染死亡率等，主要目标是关注主要健康影响事件，严控危险因素；

（4）完善公共卫生保健、预防过早死亡：这一方面共有16个具体指标，包含了婴儿死亡率、过早死亡率等，主要目标是预防过早死亡，降低可预防性疾病的死亡威胁。

2019年公布的《英国公共卫生2020—2025战略》指出未来五年的首要任务，以保护民众并帮助人们更健康地生活，其主要目标包括：

保障公民的安全；

防止健康状况不佳。让人们在良好的健康状况下活得更久，减少对国家医疗服务体系和社会护理的依赖，在生活中保持更长的工作时间，当身体不适时，在自己家里待得更久；

缩小健康差距。减少健康结果方面不公正和可避免的不平等现象；

为经济做有力支撑。良好的健康是经济的一项资产，使人们能够过上长寿和富有成效的工作生活。确保民众的健康是英国对经济未来的投资。

（四）芬兰：健康融入所有政策

20世纪60年代末，芬兰的国民心脏病高发，而处于芬兰东部的北卡累利阿地区（简称"北卡"）心脏病死亡率是全世界最高的。为减少心脏病引发的死亡，芬兰于1972年启动"北卡项目（1972—1997）"。北卡项目以社区为干预基础，从人群生活习惯入手，提供预防性服务。北卡项目的成功实施，一个重要思路就是跨部门的沟通合作。1995年芬兰加入欧盟，欧盟的宪法要求在所有政策中以健康为优先领域，为芬兰跨部门健康工作提供了法律支撑。在北卡项目持续的25年里，20世纪70年代的长寿聚会、低脂香肠宣传活动，80年代的心悦晚会，芬兰国产菜籽油推广，以及90年代的减肥活动盛行，这些活动一方面是和乳品厂、植物油厂、香肠厂等企业的通力合作，另一方面是和传媒、政府部门和家庭主妇协会等非政府组织的紧密配合[1]。芬兰的跨部门合作机制完美诠释了"将健康融入所有政策"。

| 知识链接 |

芬兰"将健康融入所有政策"小故事：
冠心病与饮食营养政策的突破[2]

在20世纪60年代，冠心病的一个主要致病因素是饮食不当。芬兰政府及相关部门提倡通过改变饮食习惯从而预防冠心病。这不仅需要改变消费习惯，还需要改变国内食品生产供应。1986年，芬兰社会事务和卫生部成立了营养委员会，1987年，该委员会发布了新的饮食建议，以减少与冠心病有关的风险因素。同年芬兰政府成立了一个冠心病委员会，其构成有卫生部、财政部和农林部的代表，还有贸易和工业部以及教育部门。委员会的工作重点

1.郐建立. 慢性病的社区干预：芬兰北卡项目的经验与启示[J]. 中国卫生政策研究，2016, 9(7):8-14.
2.Melkas T. Health in all policies as a priority in Finnish health policy: a case study on national health policy development[J]. Scandinavian Journal of Public Health, 2013, 41(11_suppl): 3-28.

是减少动物性脂肪的消费，由此向相关行政部门分配了以下任务：

卫生部：在城市初级卫生服务、专科医疗服务和职业卫生保健中系统地支持预防冠心病；

财政部：停止对牛奶脂肪的税收政策，并逐步实现对食用脂肪的税收中性待遇。废除对低脂牛奶产品的反补贴收费；

农林部：利用经济政策手段，将农业生产的重点从乳脂转向粮食、蔬菜、浆果、菜籽油和鱼类的生产，并通过牲畜育种和饲养的发展，降低牛奶的脂肪含量；

教育部：增加学校的健康教育，支持家政学、饮食营养方面的教育，改善学校的膳食，增加学校后勤培训；

贸易和工业部：改善标签并进行有效的监测和控制，建议食品工业和贸易提供足够多的符合饮食建议的产品，特别是低脂商品，并减少食品中的盐含量。

芬兰今时今日的低脂肪产品供应、饮食标签备注和合理价格制定都是基于20世纪八九十年代各部门的通力合作。

（五）欧盟：健康战略规划

欧盟的健康规划（EU Health Programme）始于2003年，目前形成四个健康战略。

第一个"欧盟健康规划（2003—2007）"的目标是建立健康指标体系，加强欧盟层面上的医疗保健基础性工作[1]。

1.欧盟委员会.欧盟健康规划（2003—2007）[R].布鲁塞尔：欧盟委员会，1999.

第二个"欧盟健康规划（2008—2013）"的目标是共享欧盟医疗保健资源，提高欧盟公民的整体健康水平[1]。

第三个"欧盟健康规划（2014—2020）"的战略目标拓展为四个方面：①促进健康、防止疾病、建设健康生活方式所必需的健康支持性环境；②保护欧盟成员国公民免受严重的跨境健康威胁；③为所有欧盟成员国公民提供更好和更安全的医疗保健设施；④构建创新、高效和可持续性的医疗保健体系。该规划明确提出健康是一种手段，其目的是促进经济和其他领域的增长，认为健康可以为国家经济增长和包容性社会的构建提供强大驱动力。该规划确立了23个优先领域，包括慢性疾病防控、控烟履约、健康信息管理、欧盟传染病防控立法、欧盟医药和医疗器械生产管理立法、健康技术创新与评估、健康人力资源规划等。规划将"健康、人口变化和福利"作为应对人类面临的共同挑战领域的主题之一，以便应对欧洲普遍的人口老龄化问题[2]。

第四个"欧盟健康规划（2021—2027）"的目标是防止大流行病致使欧洲经济瘫痪。2020年，人们清楚地看到，欧洲各国政府没有做好充分的准备来应对新冠肺炎这样大规模的流行病。事实上，这不仅是一个在欧盟观察到的问题。欧盟通过2021年至2027年欧盟健康规划，计划在接下来的几年里减轻新冠肺炎疫情的不利影响，建立高质量和有韧性的卫生系统。基于这次大流行病所暴露的国家卫生系统的缺陷，规划认为现

1.欧盟委员会.欧盟健康规划（2008—2013）[R].布鲁塞尔：欧盟委员会，2007.
2.欧盟委员会.欧盟健康规划（2014—2020）[R].布鲁塞尔：欧盟委员会，2011.

在是投资欧洲卫生系统的最佳时机。规划有如下特征：①规划是用来对抗新冠肺炎疫情影响的一个专门独立计划，于2021年初启动，并已指定了94亿欧元的预算；②该规划的活动重点是在欧盟成员国的国家层面上制定优质医疗标准。希望防止未来的重大跨境健康威胁，如流行病的发生。该规划还将限制欧洲对来自第三国的基本医疗用品、装置和设备的依赖；③该规划促使医疗保健系统更好地准备应对长期挑战，如人口老龄化和健康不平等；④该规划还包括健康促进运动基本功能。这些运动将解决与酗酒或吸烟等有害习惯有关的风险。

三、健康国家战略国际实践借鉴

西方国家对健康理念和健康战略的相关理论研究与实践起步较早。近半个世纪以来，研究内容从健康的内涵与价值、健康公平性问题，延展到健康生活方式的价值等，健康国家战略的重心也经历了多次调整和改进，从宏观的价值愿景到微观的各部合作，重心不断下放、举措更细致，体现以人为本的核心思想。

一是总体价值观和发展愿景。随着健康内涵的演变，对于健康状况的维护从依赖纯技术的预防医疗手段，转变到关注诸多"非医性的社会决定因素"。但是，个人对这些社会性因素的选择决定权非常微渺，大部分促进健康改善的因素，如社区环境、工作环境等，都取决于宏观健康国家战略价值观的引导。健康不仅是个人问题，更是社会问题。除此之外，健康自身所具备的价值也是健康国家战略所普及宣导的，健康是经济繁荣的前提，健康人力资本对提高生产力、劳动力供给、人力资本和节约公共支出具有经济学意义。综合来看，积极的战略政策不仅被视为健康保障的新议题和新框架，还被认为是最好的社会投资。健康国家战略下的健康价值观，是实现全方位、全周期、全人口的整体生命历程健康保障愿景[1]。

二是以各时期主要健康问题为重点。随着医学模式与疾病谱的转变，健康战略的重点从鼠疫等传染性疾病到冠心病等慢性非传染性疾病，不同时期人类所面对的健康威胁并不相同，政府部门也需相应确定各时期政策优先领域[2]。以此次新冠肺炎疫情为例，疫情引发并加剧了许多根本性转变，加速了数字技术的使用与发展，政府也相应出台了各项数字化治理政策。国家健康战略对当前和未来主要健康问题的评估需坚持科学原则，以客观数据为支撑，并在此基础上准确把握社会健康问题的变化，制定既符合实际又着眼长远的战略规划，分阶段实施，适时调整。

三是以人为本，规范监督。不论是战略的制定过程，还是实施过程，均需广泛征集民众和各实施主体的意见，动员各方面的力量，强调全民参与，增强政府、企业、社会团体、科学研究机构、公众的责任意识和实践担当，确保战略目标的顺利落实。在战略实施方案中，建立战略实施过程的监督管理规范，明确实施要求，加强实施效果的科学评估与考核，各阶段的实施策略可在科学评估实施效果的基础上进行调整优化，增强战

1.唐钧，李军. 健康社会学视角下的整体健康观和健康管理[J]. 中国社会科学，2019(8):130-148+207.

2.毛琛，王岚，李立明. 我国流行病学学科发展70年的历程与成就[J]. 中华流行病学杂志，2019(10):1173-1179.

略规划的可持续性。

　　四是各部门协作。健康社会决定因素理论说明，健康问题的解决不能单靠卫生部门。健康协同是政府各部门间基于共同价值目标，形成一体化行动响应机制，并分担健康发展责任的动态过程。将健康治理目标和责任分配到不同政府部门，形成"健康意识"的行政文化，成为健康协同的共同价值基础，促使各部门重视健康和社会福利的重要性。

第 **3** 章

计熟事定，举必有功

——建设健康中国的战略考量

我们作出了推进健康中国建设的决策部署，正在抓紧制定健康发展中长期规划。使全体中国人民享有更高水平的医疗卫生服务也是我们两个百年目标的重要组成部分。

　　——国家主席习近平在会见世界卫生组织总干事陈冯富珍时的谈话（2016年7月25日）

　　人民健康是国家的大事，是"国之大者"。推进健康中国建设是"全面提升中华民族健康素质、实现人民健康与经济社会协调发展的国家战略"[1]。健康与人口、民族、经济、社会、文化、环境、资源、发展、安全等各种重大变量之间，存在密切的关系。健康问题是一个影响国家发展的综合性、整体性、全局性问题。从健康与人的全面发展的关系来看，健康是促进人的全面发展的必然要求，是幸福生活最重要的指标；从健康与经济社会发展的关系来看，健康是经济社会发展的基础条件；从健康与社会文明进步的关系来看，人民健康是社会文明进步的基础；从健康与社会主义现代化强国的关系来看，健康是国家富强和人民幸福的重要标志，拥有健康的人民意味着拥有更强大的综合国力和可持续发展能力；从人民健康与坚持以人民为中心的发展思想的关系来看，人民的获得感、幸福感、安全感都离不开健康。因此，必须从国家发展全局和国家战略的高度，审视健康所面临的挑战，通过制定实施战略，统筹协调解决健康与各种重大变量之间的关系。

一、我国健康问题治理面对大挑战

　　新中国成立以来，特别是改革开放以来，我国人民健康事业的发展与改革取得显著成就。党的十八大以来是我国卫生健康事业投入力度大、发展速度快、群众实惠多、国际影响力空

1.参见《"健康中国2030"规划纲要》。

前提升的时期，我国卫生健康事业取得新的显著成绩，但也面临一系列新的问题和挑战。

（一）健康需求持续变动的挑战

中国特色社会主义进入新时代，我国社会主要矛盾已经转化为人民日益增长的美好生活需要和不平衡不充分的发展之间的矛盾。人民对美好生活的需要包含对健康生活的需要，人民群众更加重视生命质量和健康安全，对健康服务产生了更高的期盼。不仅要求看得好病、看病更方便、服务更贴心、看病更舒心，更希望不得病、少得病、不得大病、长寿而健康。随着居民消费从物质型向服务型结构升级，群众健康需求呈现多样化、差异化等特点，健康需求快速释放，不断增长。与需求相比，健康服务供给问题依然突出，表现在资源总量不足、结构不合理、总体投入水平偏低，与需求不断增长之间的矛盾依然突出，健康领域发展与经济社会发展的协调性有待增强。

（二）人口老龄化带来的挑战

人口老龄化问题其实也是一个健康问题，发展卫生健康事业是应对人口老龄化的重要基石。2000年以来，我国人口老龄化进入快速发展阶段。根据第七次全国人口普查结果，2020年11月1日零时我国60岁及以上人口为264018766人，占18.70%，其中65岁及以上人口为190635280人，占13.50%。与2010年第六次全国人口普查相比，60岁及以上人口的比重上升5.44个百分点，65岁及以上人口的比重上升4.63

个百分点[1]，人口老龄化程度进一步加深。根据预测，从2022年开始，我国人口老龄化将进入急速发展阶段。我国老年人口健康形势严峻。第一是高龄化，80岁以上老年人越来越多；第二是失能化，随着老龄化程度加深，失能、半失能老年人越来越多；第三是慢性病化，目前我国75%左右的老年人患有慢性病，老年人群死因90%以上是慢性病，我国慢性病防控是一场持久战；第四是空巢化，目前我国空巢和独居老年人近1亿人，预计到2035年将增加一倍。人口老龄化使卫生健康的供给与需求关系呈现新的态势。

（三）城镇化带来的挑战

城镇化是全球社会发展的趋势，它给健康协调发展带来了一系列的问题与挑战，例如人口膨胀、交通拥堵、环境污染、食品安全、垃圾围城……城市化往往和"城市病"相伴相生，城市病最后都要反映在对人口健康的影响和挑战上。人口增长与聚集程度提高，导致传染病更易传播，慢性病患病率与死亡率不断上升等，医疗资源有限性与社会需求无限性之间的矛盾日益凸显。同时，健康工作的内涵也更加丰富，更需要让机会更加平等，让每个人都能够享有更好的卫生与健康服务。在迅速城镇化的过程中，如何创造良好的健康环境，并不断改善人民健康状况，特别是那些最脆弱群体的健康状况，对各个城镇化进程中的国家来说，都是一种重大考验。

根据第七次全国人口普查结果，2020年11月1日零时，我

1.参见《第七次全国人口普查公报（第五号）》。

国居住在城镇的人口为901991162人，占63.89%，与2010年第六次全国人口普查相比，城镇人口增加236415856人，乡村人口减少164361984人，城镇人口比重上升14.21个百分点。全国流动人口为375816759人，其中跨省流动人口为124837153人，省内流动人口为250979606人。与2010年第六次全国人口普查相比，流动人口增加154390107人，增长69.73%[1]。人口城乡分布格局的变动与人口流动规模扩大对卫生健康事业发展具有重大影响。城镇化使我国人口健康影响因素发生一系列变化。城镇化对个人的生活方式与行为方式都有重要影响，不健康生活方式普遍存在。随着我国工业化、城镇化

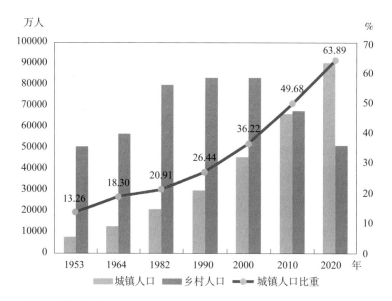

* 历次人口普查城乡人口

1. 参见《第七次全国人口普查公报（第七号）》。

进程加快，人们的生活压力、工作压力都在明显加大。城市卫生与环境状况对健康的影响突出，城市居民膳食行为也发生了很大变化。城镇化对社会共治的能力水平、医疗卫生资源的优化配置，提出更高要求。

（四）工业化带来的挑战

工业化带来的健康问题是多元化的，首先表现在工业污染对健康的危害上。工业污染不仅表现在造纸、化工、钢铁、电力、食品、采掘、纺织等"传统"行业，像计算机、微芯片、通信业等表面洁净高效的现代科学技术，也隐藏着对人体和环境的极大危害。工业污染大多通过废渣、废水、废气排入环境，进入大气、水、土壤，最后在人和动物、植物中富集，从而对环境和人的健康造成很大的危害。其次，由于工业化是对人类社会的一种全方位的再塑造，工业化分别从身体、心理、社会适应、道德和生活用品、医疗技术、医药用品等不同维度，对人类健康与生命质量进行一种再塑造。它不仅使社会生产发生了翻天覆地的变化，同时也使人们的行为方式、生活习惯与生活环境发生了根本性改变，对人类的健康产生了包括正向与负向在内的广泛影响。工业化过程带来了人与自然、人与自身的紧张关系，使人类生存环境的问题越来越严重，同时也给人类带来道德危机、不安全感、焦虑等一系列心理问题。与农业社会相比，工业社会的疾病模式、疾病谱都发生了改变，疾病类型由以传染性疾病和营养不良等疾病为主，转变为包括心理疾病等在内的慢性非传染性疾病和退行性疾病为主。我国在较短的时间内完成了发达国家几百年走过的工业进程，成为世界第一制造体、第二经济体，目前仍然是处于工业化进程中的发展中大国，维护人民健康的压力巨大。工业化与信息化、城镇化、老龄化交织在一起，使维护人民健康的相关问题处理起来更加棘手，也更加迫切。

（五）疾病谱变化带来的挑战

慢性病已经成为主要的健康问题。慢性病和传染病不一样，它主要与不健康的生活方式密切相关。由于不健康的生活方式普遍存在，慢性病已成为重大的公共卫生问题。2019年，我国居民因心脑血管疾病、癌症、慢性呼吸系统疾病和糖尿病等四类重大慢性病导致的过早死亡率为16.5%，因慢性病导致的死亡占总死亡的88.5%，其中心脑血管病、癌症、慢性呼吸系统疾病死亡比例为80.7%[1]。未来，随着慢性病患者生存期的不断延长，我国慢性病患者基数仍将不断扩大，因慢性病死亡的比例也会持续增加，防控工作面临巨大挑战。慢性病问题与老龄化问题交织在一起，造成的压力可能是"井喷式""海啸式"的。

重大传染病防控形势依然严峻，新发传染病影响巨大。2020年1月20日，国家卫生健康委发布公告，将新型冠状病毒肺炎纳入乙类传染病并按照甲类传染病管理，我国传染病病种增加至40种。《2020年我国卫生健康事业发展统计公报》显示，2020年，全国甲、乙类传染病报告发病267万例，报告死亡2.6万人。报告发病数居前5位的是病毒性肝炎、肺结核、

1.参见《国务院新闻办公室2020年12月23日新闻发布会文字实录》。

梅毒、淋病和新型冠状病毒肺炎，占甲、乙类传染病报告发病总数的92.2%。报告死亡数居前五位的是艾滋病、新型冠状病毒肺炎、肺结核、病毒性肝炎、狂犬病，占甲、乙类传染病报告死亡总数的99.5%[1]。

（六）健康问题跨部门形成的挑战

危害人民群众身体健康的危险因素增多，健康问题不再是单一的问题，生态环境、生产生活方式的变化及食品药品安全、职业伤害、饮用水安全和环境问题对人民群众健康的影响更加突出。健康问题治理需要更加有力的跨部门的公共政策体系，只靠医疗卫生系统"单打独斗"，是根本解决不了这个问题的。我国目前所面临的挑战，一是怎么把健康融入所有政策，融入每个人的自我健康管理、每一个家庭的健康管理，融入单位、

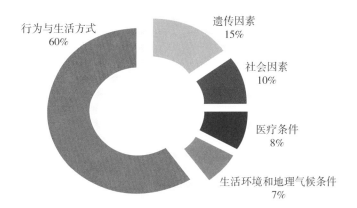

＊ 影响健康的因素复杂多样

1.参见《2020年我国卫生健康事业发展统计公报》。

社区、城市，乃至所乘坐的每一节列车当中；二是怎么把碎片化、各自为战、各管一段的服务体系，构建成以健康为中心的整合型服务体系；三是怎么建立预防为主、防治结合的激励机制与制度保障。

二、实施健康中国战略的重大意义

2015年党的十八届五中全会作出"推进健康中国建设"重大决策部署，2017年党的十九大报告提出实施健康中国战略。实施健康中国战略，就是要坚持以人民为中心的发展思想，把人民健康放在优先发展的战略地位，着眼全方位、全周期保障人民健康，从国家战略层面统筹解决关系健康的重大和长远问题，走出一条适合我国国情的卫生与健康发展道路。实施健康中国战略事关社会主义现代化建设全局和大局，实施健康中国战略具有重大意义。

（一）实施健康中国战略事关民族昌盛与人民群众高品质生活

中国共产党成立至今，已逾百年，这百年间中华民族卫生健康状况的改变是翻天覆地的。党的百年历史，就是一部践行初心使命的历史，也是中国共产党矢志不渝为人民谋健康的百年史。中国特色社会主义进入新时代，我国社会主要矛盾已经转化为人民日益增长的美好生活需要和不平衡不充分的发展之间的矛盾，国民生活从"衣食无忧"向"高品质生活"转变。努力使人民的健康水平大幅度提高，努力为人民群众享受高品质生活创造健康条件，这是不断改善人民生活的重要内容。目前还有不少短板，人民群众在医疗、康养等方面面临不少难题。坚持以人民为中心，实施健康中国战略，就是要把保障人民健康放在优先发展的战略位置，补民生保障的短板，改善人民生活品质，增进民生福祉，为人民群众提供全方位全周期健康服务，谋民生健康之利、解民生疾病之忧。实施健康中国战略，就是要从人民健康入手，助力实现民族昌盛和国家富强。

（二）实施健康中国战略事关经济社会高质量发展

当前，我国经济社会发展正在从"高速增长"到"高质量发展"，从"全面小康"到"共同富裕"转变。从经济发展来看，健康的劳动者是实现经济高质量发展的必要条件。我国已进入通过提高人力资本提升全社会劳动生产率的发展阶段，目前我国人力资本对经济增长的贡献率依然比较低，这要求劳动者的健康水平有更大的提升。建设健康中国着眼于提供全方位全周期健康服务，多维度、大幅度地增加了健康需求，健康管理、休闲健身、医养产业、医疗服务产业等大健康产业必将得到长足发展，必将推动形成规模大、覆盖面广、产业链长并且持续扩张的健康产业，健康创造需求的作用将得到充分的发挥。随着实现健康老龄化、提高个人预期健康寿命，可以有效应对人口老龄化对经济发展带来的负面影响，扩大"健康红利"。实施健康中国战略，推进健康领域供给侧结构性改革，将释放健康活力和潜能，构建起健康领域与经济发展之间能够相互促进、良性循环的系统，从而促进经济健康增长，推动经济高质量发展。从社会发展来看，实施健康中国战略，优先解决的是民生疾苦，化解的是社会矛盾，促进的是国家认同、社会公正与全面发展，维系的是社会安定与国家安全，关乎社会和谐安定。

（三）实施健康中国战略事关共同富裕

我国成功实现第一个百年奋斗目标，在中华大地全面建成小康社会，历史性解决绝对贫困问题之后，实质性推动共同富裕已经成为逻辑的必然。党的十九届五中全会对推进共同富裕作出重大部署，提出 2035 年"全体人民共同富裕取得更为明显的实质性进展"的远景目标，这是社会主义现代化的一个重要目标，共同富裕是我国实现社会主义现代化的必由之路。

全民健康与共同富裕是什么关系呢？我们认为，它们是一体两面、相互促进的重要关系。实现全体人民共同富裕，离不开实现更高水平、更加公平的全民健康的支撑。富裕不只是收入增多的问题，也是健康更有保障的问题。健康既要为实现共同富裕提供动能，还要为维护共同富裕提供支撑。只有实现全民健康，才能有基础坚实的共同富裕生活。

富裕不但是指物质富裕，同时也包含精神富有的要求，不仅要使"钱袋"鼓起来，还要使"脑袋"富起来。美好生活不仅是在房屋家园里，也是在精神家园里。健康中国建设高度重视人的心理与精神健康。健康中国建设不仅有利于为经济发展创造更多的物质财富，而且它本身也是在创造精神财富。

均衡化发展是实现共同富裕的关键路径。均衡化发展所要解决的，就是发展的不平衡、不充分问题。实现人民健康的均衡化发展，着力解决健康与经济社会发展协调性不强的问题，要统筹解决好不同地域、不同职业人群、不同年龄段的健康问题，要用更多的力量关注一些重点人群，从健康影响因素的广泛性、社会性、整体性出发进行综合治理，消除对实现共同富裕掣肘的因素。

（四）实施健康中国战略事关国家总体安全

在社会主义现代化建设过程中，面临各种可能的重大风险。防范化解好可能迟滞或中断中华民族伟大复兴进程的全局性风险，是坚持底线思维的根本含义。2020年6月2日，习近平总书记主持召开专家学者座谈会时指出："人民安全是国家安全的基石。要强化底线思维，增强忧患意识，时刻防范卫生健康领域重大风险。"

重大公共卫生突发事件频发，几乎已经成为当今世界的"常态"。21世纪刚过二十余年，全球新发、突发传染病疫情频繁来袭，在全球健康领域发生了多次巨震，其中包括非典、甲型H1N1流感、高致病性H7N9禽流感、中东呼吸综合征、登革热、埃博拉出血热等重大传染病疫情。目前，百年来最严重的新冠肺炎疫情大流行仍在肆虐，困扰全球。

我国是14亿多人口的大国，在百年未有之大变局下，防范化解重大突发公共卫生风险、确保人民群众生命安全和身体健康，始终是卫生健康领域乃至全社会的头等大事，是一项复杂的系统工程和长期的战略任务，是涉及经济社会发展全局的重大公共安全问题，必须千方百计、最大限度地降低其可能对国家发展造成的冲击。我们要站在维护国家公共安全的高度，加大力度实施健康中国战略，加快推进健康中国建设，筑牢公共卫生安全屏障，维护国家长治久安。

（五）实施健康中国战略事关全球合作

推进健康中国建设需要国际正能量的助力。加强国际交流合作是实施健康中国战略的要求，需要统筹好国内国际两个大局，以开放合作促进健康中国建设。《"健康中国2030"规划纲要》指出，推进健康中国建设，是积极参与全球健康治理、履行2030年可持续发展议程国际承诺的重大举措。我国实施全球卫生战略，全方位积极推进人口健康领域的国际合作。新冠肺炎疫情仍在肆虐，中国疫情防控取得重大战略成果，在这样的背景下，世界需要更多合作。构建人类卫生健康共同体理念的提出，将更加有力地推动以合作的方式维护和促进包括中国人民在内的全人类的生命健康与可持续发展。

实施健康中国战略有利于我国对外经贸事业的发展。健康是所有国家国民的共同关切，卫生健康领域是政治敏感度低、社会认同度高的合作领域，是各国民心相通的重要纽带。抓住卫生健康领域合作，就牵住了国际合作的"牛鼻子"，将对政治、经济、文化等多领域国际合作产生积极促进作用。我们要通过积极实施健康中国战略，促进健康产品贸易往来，在"引进来"与"走出去"的过程中，做大做强我国的健康产业，提升我国医药产业和服务资源的国际竞争力。

三、珍惜机遇共襄建设健康中国大业

实施健康中国战略是一个天高地阔的大格局，其中蕴含众多重大机遇。实施健康中国战略所要达到的根本效果，就是推进民族昌盛和国家富强，推动实现中华民族伟大复兴、建成社会主义现代化强国。我国要把握好到2035年之前的重要战略机遇期，加快推进健康中国建设。对于个人、市场和国际社会来说，共襄健康中国建设大业也是重大机遇，积极参与建设健康中国，将得到丰厚的回报。

（一）对于个人来说，实施健康中国战略是提高健康预期寿命的机遇

随着经济社会发展和卫生健康服务水平的不断提高，我国居民人均预期寿命不断增长。但也要看到，我国人均预期寿命还有比较大的提升空间，特别是在人均预期寿命与人均健康预期寿命之间，还有显著的差距，需要共同努力缩小。实施健康中国战略，其首要目的就是持续提升人民健康水平，使人均健康预期寿命显著提高，使我国居民主要健康指标水平进入高收入国家行列。《"健康中国2030"规划纲要》提出的奋斗目标是，到2030年，我国人均预期寿命达到79岁，同时，人均健康预期寿命也要得到"显著提高"。也就是说，要在人均预期寿命持续提高的基础上，努力提高健康预期寿命，这是摆在建设健康中国面前的重任。

如何延长健康预期寿命？主要靠"两手"。"一手"抓经济发展。贫困对健康状况有着决定性的影响，我国要通过把经济发展提升到高收入国家水平，来显著提高我国居民的健康水平。要在富起来之后，实现更高水平的共同富裕，使我国具有保障健康的更加强大的物质与财富能力。"另一手"就是要狠抓健康促进、健康管理。提高健康预期寿命，光靠医疗医药技术不行，必须抓好预防，抓好健康促进、健康管理。下面将美

国与其他国家作一个对比。美国有医疗科技先进的"光环"，它是"资本"密集型的，花费重金在昂贵的设备和药物上。但是，它的人均健康预期寿命并不高，与西班牙、日本、瑞士、新加坡等高收入国家相比，差得很远。与古巴相比，古巴更重视预防保健，它是世界上人均家庭医生最多的国家，它的医疗成本比美国低得多，但美国的平均预期寿命比古巴还要低；与我国相比，2016年我国人均健康预期寿命为68.7岁，美国为68.5岁。所以说，提高健康预期寿命，没有先进的医疗科技条件不行，但是，仅靠技术也不行，必须抓好预防，抓好健康促进、健康管理。

我国慢性病现实情况严峻，必须更加重视健康促进与疾病预防，强化健康管理。我国大力推进实施健康中国行动和深入开展爱国卫生运动，希望通过它们，达到有效控制主要健康危险因素、全面普及健康生活方式、创造有利于健康的生产生活环境、明显提高健康服务质量和水平的目的。对于个人实现健康长寿的梦想来说，这是新时代创造的机遇。公民是自己健康的第一责任人，要抓住建设健康中国的机遇，热情参与到健康行动中去，主动寻求和接受健康知识与技能，持之以恒采取行动，努力养成符合自身和家庭特点的健康生活方式，实现个人健康生活少生病。

（二）对于市场来说，实施健康中国战略是创造就业、创造财富的机遇

健康中国建设致力于把我国健康产业规模显著扩大，目标是要建立起体系完整、结构优化的健康产业体系，形成一批具

有较强创新能力和国际竞争力的大型企业，把健康产业培育成国民经济支柱性产业。在此过程中，蕴藏着巨大的市场机遇。

改革开放初期，我国"以市场换技术"促进发展，其着眼点是运用让外资青睐的市场潜能。当前，我国健康领域的需求旺盛，这对于产业界来说，是又一个巨浪级的历史性机遇。我国将健康产业划分为13个大类、58个中类、92个小类，其中任何一个小类里面，都充满了市场机遇。以健康养老为例，我国将逐渐进入深度老龄化，这是在从国家富起来向强起来飞跃过程中的老龄化，有效需求、高质量需求之旺盛世人皆知。摆在我国面前的挑战是，如何用好这个需求，在巨大市场能量的托举下，发展出一批具有较强创新能力和国际竞争力的大型康养企业，形成一批属于我国的康养知识产权和国际品牌。这是需要市场人士探索的重大课题。

对于当代青年来说，抢抓实施健康中国战略的机遇，其意义更是不言而喻。到2050年，我国要建成社会主义现代化强国，强国的梦想要在当代青年手上实现。祝愿青年们都能积极践行"公民是自己健康第一责任人"的理念，时刻把自律挺在前面，把疾病挡在外面，实现健康生活少生病，充分运用自己的年华与才智，在积极参与健康中国建设过程中，演绎出自己的靓丽人生！

（三）对于国际社会来说，实施健康中国战略是构建人类卫生健康共同体的机遇

贫穷、战争、恐怖主义、气候变化、重大传染病流行……这些问题威胁着人类的当下，也侵蚀着下一代的未来。有人

说，人类历史已经进入"风险冲击模式"，人类在一个越发不稳定、不确定的世界中谋求生存与发展。"世界怎么了？我们怎么办？"这些问题困扰着全人类。推动构建人类命运共同体，正是人类社会摆脱困扰、走向光明未来的必由之路。

在今天的地球上，每个人都是同舟者。新冠肺炎是近百年来人类遭遇的影响范围最广的全球性大流行病，新冠肺炎疫情是典型的威胁全人类生命健康安全的公共卫生事件。病毒是人类共同的敌人，抗击新冠肺炎疫情是划时代的"战争"——全人类同时面对同一个敌人，地球上每一个人都是同一战壕的战友。唯有共同筑起抵御疫情的严密防线，并肩作战、齐心协力，才能彻底击溃共同敌人的来犯。

新冠肺炎疫情来势汹汹，遍布全球，对各国都是大考。中国及时公开透明向世界发布疫情信息，积极主动同世界卫生组织和国际社会开展合作，保障防疫物资供应、守护国际产业链安全，主动与国际社会分享治疗经验、防控方案，乃至直接派出医疗专家组实地协助防疫工作。2021年12月，我国疫苗在境外疫情高流行国家接种达10多亿剂次，在接种过程中，疫苗的安全性表现良好，副作用较低[1]。我国为全球抗疫贡献了中国智慧、中国力量，受到了国际社会的广泛肯定。

中国人向来具有家国情怀、天下情怀，有崇高的精神追求，中国自古以来即有"大同世界"的期盼。进入21世纪，我国实施中国全球卫生战略，全方位积极推进人口健康领域的国际合作，积极参与全球卫生治理，积极在相关国际标准、规范、指

1.参见《人民日报》2021年12月10日第14版。

南等的研究、谈判与制定中发挥影响。中国共产党同110多个国家的240多个重要政党和政党国际组织发出共同呼吁，呼吁各国应把人民生命安全和身体健康放在第一位，秉持人类命运共同体意识，加强国际合作，遏制疫情蔓延。我国以实际行动证明，中国实施健康中国战略是对构建人类卫生健康共同体最真诚有力的推动。

第 **4** 章

千里之行，始于足下

——建设健康中国的战略部署

推进健康中国建设，是我们党对人民的郑重承诺。各级党委和政府要把这项重大民心工程摆上重要日程，强化责任担当，狠抓推动落实。

——习近平总书记在全国卫生与健康大会上的讲话（2016年8月19日至20日）

　　为推进健康中国建设，提高人民健康水平，以习近平同志为核心的党中央，对实施健康中国战略进行了统筹部署、全面推进。现在，推进健康中国建设的宏伟蓝图、行动纲领、战略主题、战略目标、基本路径都已经非常明确，需要全社会增强责任感、使命感，全力推进健康中国建设，为实现中华民族伟大复兴和推动人类文明进步作出更大贡献。

一、"1、2、3、4、5"：简明把握健康中国战略

　　实施健康中国战略，无疑有许多内容需要把握。为帮助读者了解和把握实施健康中国战略的要求，我们简要概括了"1、2、3、4、5"这几个数字。

（一）"1"：1个战略

　　1个战略，即"实施健康中国战略"。实施健康中国战略就是要从国家战略层面，统筹解决关系健康的重大和长远问题。实施健康中国战略既有强大的政治保障——实施健康中国战略是在2017年党的十九大报告中提出来的，同时也有可靠的法律保障——《中华人民共和国基本医疗卫生与健康促进法》于2020年6月1日实施，该法明文指出"国家实施健康中国战略"。

（二）"2"：2个方针、2部法律、2个规划纲要、2个抓手

　　与实施健康中国战略密切相关的战略部署，可以概括为2个方针、2部法律、2个规划纲要、2个抓手。

　　2个方针。2016年8月19日，习近平总书记在全国卫生与

健康大会上指出，要坚持正确的卫生与健康工作方针，以基层为重点，以改革创新为动力，预防为主，中西医并重，将健康融入所有政策，人民共建共享。2020年9月11日，习近平总书记在科学家座谈会上提出了"四个面向"要求，即面向世界科技前沿、面向经济主战场、面向国家重大需求、面向人民生命健康。

2部法律。2017年7月1日起，《中华人民共和国中医药法》施行；2020年6月1日起，《中华人民共和国基本医疗卫生与健康促进法》施行。

2个规划纲要。2016年2月26日，国务院印发《中医药发展战略规划纲要（2016—2030年）》；2016年10月25日，中共中央、国务院印发《"健康中国2030"规划纲要》。

2个抓手。一是健康中国行动。2019年6月24日，国务院发布《关于实施健康中国行动的意见》，2019年7月9日，健康中国行动推进委员会发布《健康中国行动（2019—2030年）》。二是爱国卫生运动。2020年11月，国务院发布《关于深入开展爱国卫生运动的意见》。

（三）"3"：3个阶段目标

健康中国建设是一项分阶段推进实施的大工程。2020年，我国已经实现了主要健康指标[1]居于中高收入国家前列的目标。未来，健康中国建设有三个阶段性目标。

1.主要健康指标，是指人均预期寿命、孕产妇死亡率、婴儿死亡率、5岁以下儿童死亡率等。

到2030年，促进全民健康的制度体系更加完善，健康领域发展更加协调，健康生活方式得到普及，健康服务质量和健康保障水平不断提高，健康产业繁荣发展，基本实现健康公平，主要健康指标进入高收入国家行列。

到2035年，建成健康中国。党的十九届五中全会提出到2035年"建成文化强国、教育强国、人才强国、体育强国、健康中国，国民素质和社会文明程度达到新高度，国家文化软实力显著增强"的奋斗目标。

到2050年，建成与社会主义现代化国家相适应的健康国家。

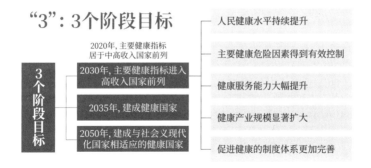

* 健康中国建设分阶段推进

《"健康中国2030"规划纲要》主要指标

领域	指标	2015年	2020年	2030年
健康水平	人均预期寿命（岁）	76.34	77.3	79.0
	婴儿死亡率 (‰)	8.1	7.5	5.0
	5岁以下儿童死亡率 (‰)	10.7	9.5	6.0
	孕产妇死亡率 (1/10万)	20.1	18.0	12.0
	城乡居民达到《国民体质测定标准》合格以上的人数比例 (%)	89.6 （2014年）	90.6	92.2

领域	指标	2015年	2020年	2030年
健康生活	居民健康素养水平(%)	10	20	30
	经常参加体育锻炼人数(亿人)	3.6（2014年）	4.35	5.3
健康服务与保障	重大慢性病过早死亡率(%)	19.1（2013年）	比2015年降低10%	比2015年降低30%
	每千常住人口执业(助理)医师数(人)	2.2	2.5	3.0
	个人卫生支出占卫生总费用的比重(%)	29.3	28左右	25左右
健康环境	地级及以上城市空气质量优良天数比率(%)	76.7	>80	持续改善
	地表水质量达到或好于Ⅲ类水体比例(%)	66	>70	持续改善
健康产业	健康服务业总规模(万亿元)	-	>8	16

（四）"4"：4个转变

针对我国健康遇到的大挑战，针对关系健康的重大和长远问题，通过全面贯彻新时期卫生与健康工作方针，实现发展策略的转变。

1.推动健康问题治理模式的转变。这个转变包括：健康问题的治理体系与治理能力向现代化转变；将健康融入所有政策，形成共建共治共享格局，实现全民健康；从主要盯住个体健康向既重视个体健康又重视公众健康、健康国家转变，注重构建人类卫生健康共同体。

2.推动生产与生活方式的转变。加快推动形成有利于健康的生活方式、生产方式和制度体系，加快推动形成有利于健康的经济社会发展模式和治理模式，促进健康与经济社会协调发展。

3.推动卫生健康事业发展模式的转变。即推动以治病为中心的发展模式向以人民健康为中心的发展模式的转变；推动医疗卫生服务体系从粗放型发展向集约型发展转变，构建整合性医疗卫生服务体系。

4.推动微观行为模式的转变。即由个体被动应对健康问题向主动践行健康生活方式转变，使法律规定的"公民是自己健康的第一责任人"要求落到实处。公民要树立和践行对自己健康负责的健康管理理念，主动学习健康知识，提高健康素养，加强健康管理。倡导家庭成员相互关爱，形成符合自身和家庭特点的健康生活方式。

（五）"5"：5 大任务

健康中国建设有 5 大任务，即"普及健康生活""优化健康服务""完善健康保障""建设健康环境""发展健康产业"。2016 年 8 月召开的全国卫生与健康大会、10 月出台的《"健康中国 2030"规划纲要》，提出了健康中国建设的 5 大任务。

1.普及健康生活。一是要加强健康教育。提高全民健康素养，加大学校健康教育力度。二是要塑造自主自律的健康行为。要引导合理膳食，开展控烟限酒，促进心理健康，减少不安全性行为和毒品危害。三是要提高全民身体素质。要完善全民健身公共服务体系，广泛开展全民健身运动，加强体医融合和非医疗健康干预，促进重点人群体育活动。

2.优化健康服务。一是强化覆盖全民的公共卫生服务。要防治重大疾病，实施慢性病综合防控战略，加强重大传染病防

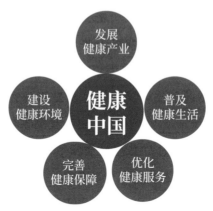

＊健康中国建设5大任务

控；要完善计划生育服务管理；要推进基本公共卫生服务均等化，继续实施完善国家基本公共卫生服务项目和重大公共卫生服务项目，不断丰富和拓展服务内容，提高服务质量，使城乡居民享有均等化的基本公共卫生服务。二是提供优质高效的医疗服务。要完善医疗卫生服务体系，创新医疗卫生服务供给模式，提升医疗服务水平和质量。三是充分发挥中医药独特优势。要提高中医药服务能力，发展中医养生保健治未病服务，推进中医药继承创新。四是加强重点人群健康服务。要提高妇幼健康水平，促进健康老龄化，维护残疾人健康。

3.完善健康保障。一是健全医疗保障体系。要完善全民医保体系，健全医保管理服务体系，积极发展商业健康保险。二是完善药品供应保障体系。要深化药品、医疗器械流通体制改革，完善国家药物政策。

4.建设健康环境。一是深入开展爱国卫生运动。要加强城乡环境卫生综合整治，建设健康城市和健康村镇。二是加强影响健康的环境问题治理。要深入开展大气、水、土壤等污染防治，实施工业污染源全面达标排放计划，建立健全环境与健康监测、调查和风险评估制度。三是保障食品药品安全。要加强食品安全监管，强化药品安全监管。四是完善公共安全体系。要强化安全生产和职业健康，促进道路交通安全，预防和减少伤害，提高突发事件应急能力，健全口岸公共卫生体系。

5.发展健康产业。一是优化多元办医格局；二是发展健康服务新业态；三是积极发展健身休闲运动产业；四是促进医药产业发展。要加强医药技术创新，提升产业发展水平。

二、建设健康中国的战略主题与基本路径

"共建共享、全民健康"是建设健康中国的战略主题。其中，共建共享是建设健康中国的基本路径，全民健康是建设健康中国的根本目的。第七次全国人口普查数据显示，全国人口有141178万人，全国共有家庭户49416万户。在这么庞大的人口规模下，同时面对着人口老龄化程度进一步加深这种现实，要实现全民健康，绝对可以称得上是人类历史上一个巨大的社会工程。

"共建共享、全民健康"体现了我国社会治理的根本理念。党的十九届四中全会《决定》提出："坚持和完善共建共治共享的社会治理制度，保持社会稳定、维护国家安全。"共建共治共享，就是要实现政府治理同社会调节、居民自治良性互动，建设人人有责、人人尽责、人人享有的社会治理共同体。"共建共享、全民健康"从健康问题的治理主体、治理路径、治理目标三个维度，体现了我国社会治理制度的内在逻辑。

从治理主体来看，"共建"指出了健康问题社会治理依靠谁的问题。健康中国建设需要磅礴力量。健康中国建设是亿万人民共同的事业，要把健康中国建设变成亿万人民参与的生动实践，真正让人民群众成为健康中国建设的参与者、受益者与最终评判者。《"健康中国2030"规划纲要》明确指出："坚持政府主导与调动社会、个人的积极性相结合，推动人人参与、人人尽力、人人享有。"要统筹社会、行业和个人三个层面，形成维护和促进健康的强大合力。要促进全社会广泛参与，强化跨部门协作，深化军民融合发展，调动社会力量的积极性和创造性，加强环境治理，保障食品药品安全，预防和减少伤害，有效控制影响健康的生态和社会环境危险因素，形成多层次、多元化的社会共治格局。因此，健康问题的治理不只是党和政府的责任，也是社会各方、各界、各个人的责任。《健康中国行动（2019—2030年）》对每一个专项行动、每一个措施，都非常具体地明确了不同社会主体在健康问题治理上的角色定位和职能职责，要求社会组织、社区、企业、公众，通过多样化、多渠道、多层次的方式，参与到健康中国行动中来，并明确了考核指标和考核办法，从而充分调动各方力量参与健康治理的积极性、主动性、创造性。许多地方大力开展爱国卫生运动，动员整个城市的力量，进行卫生与健康治理，积极创建卫生城市、健康城市。

从治理路径来看，实施健康中国战略明确了"共建共享"这个中国特色的基本路径，强调以共建共享拓展卫生健康事业发展新局面。共建出力量，共享出动力。这个路径的核心是以人民健康为中心，在卫生与健康工作"以基层为重点，以改革创新为动力，预防为主，中西医并重，把健康融入所有政策，人民共建共享"方针指导下，通过各主体、各领域协同努力，实现全民健康。一是落实预防为主，形成热爱健康、追求健康、促进健康的社会氛围。针对生活行为方式、生产生活环境以及医疗卫生服务等健康影响因素，有效控制影响健康的生活行为因素，推行健康生活方式，减少疾病发生，强化早诊断、早治疗、早康复。二是推动健康服务改革，从供给侧和需求侧两端发力，要推动健康服务供给侧结构性改革，卫生计生、体育等行业要主动适应人民健康需求，深化体制机制改革，优化要素配置和服务供给。不断完善制度、扩展服务、提高质量，提供公平可及、系统连续的健康服务。三是立足全人群、惠及全人群，使全体人民享有有质量的、可负担的预防、治疗、康复、健康促进等健康服务。四是覆盖全生命周期，针对生命不同阶段的主要健康问题及主要影响因素，确定若干优先领域，强化干预，实现从胎儿到生命终点的全程健康服务和健康保障，全面维护人民健康。五是推动健康产业转型升级、繁荣发展，健康产业规模显著扩大，建立起体系完整、结构优化的健康产业体系，满足人民群众不断增长的健康需求。六是强化个人健康责任，使之主动提高健康素养，形成自主自律、符合自身特点的健康生活方式。

从治理目标来看，就是要实现全民健康。全民健康是建设健康中国的根本目的。健康中国战略所要实现的全民健康，是"更高水平的全民健康"。不仅要以全人群为立足点、着力点，还要突出解决好妇女儿童、老年人、残疾人、低收入人群等重点人群的健康问题。

三、"十全十美"推进健康中国建设

2020年9月22日，习近平总书记在教育文化卫生体育领域专家代表座谈会上强调，要站位全局、着眼长远，聚焦面临的老难题和新挑战，拿出实招硬招，全面推进健康中国建设。

全面推进健康中国建设，要把握一个"全"字。虽然世上没有十全十美的人物，也没有十全十美的事物，但在理想的设定上，"十全十美"永远会是人们不懈的追求。全面推进健康中国建设的"全"字，包含哪些方面的意思？

第一，全面理解、深刻认识健康中国建设的重大意义。健康中国建设是关系我国现代化建设全局的战略任务，是保障人民享有幸福安康生活的内在要求，是维护国家公共安全的重要保障，是积极参与全球健康治理、履行2030年可持续发展议程国际承诺的重大举措。要坚持把保障人民健康放在优先发展的战略位置。

第二，全维度把握，坚持大卫生大健康的理念。健康不仅仅是没有疾病或虚弱，而是身体、心理和社会适应的完好状态。要从身体、心理和社会适应三个维度，从身体健康、心理健康和良好的社会适应能力三个方面，去推动健康事业的发展。人们通常对健康的关注都是在身体健康层面，近年来对心理健康的认识与重视程度不断提高，但是在社会适应良好层面，认知水平与重视程度还远远适应不了对健康的追求。因此，要完整把握健康的内涵，三个维度不能偏废。要对"健康""健康事业""健康中国建设"全面认识，牢固树立"大卫生、大健康"理念，遵循健康优先、改革创新、科学发展、公共公正等主要原则推进健康中国建设，推进卫生健康领域理论创新、制度创新、管理创新、技术创新。坚持系统观念。加强对卫生健康事业的前瞻性思考、全局性谋划、战略性布局、整体性推进，融入全面建设社会主义现代化国家全局，促进健康与经济社会发展相协调，与各个强国战略相互协调支撑。

第三，全面贯彻落实卫生与健康工作方针。在推进健康中国建设的过程中，要坚持正确的卫生与健康工作方针——"以基层为重点，以改革创新为动力，预防为主，中西医并重，将健康融入所有政策，全民共建共享"。一是以基层为重点。国家要合理规划和配置医疗卫生资源，采取多种措施优先支持县级以下医疗卫生机构发展，提高其医疗卫生服务能力。推动资源下沉，密切上下协作，提高基层防病治病和健康管理能力，推动各类健康细胞建设。二是以改革创新为动力，推动发展方式从以治病为中心向以人民健康为中心转变，服务体系从粗放型发展向集约式发展转变，人民群众由被动应对健康问题向主动践行健康生活方式转变，卫生健康治理体系和治理能力向现代化转变。三是预防为主，深入开展健康中国行动和爱国卫生运动，立足全方位、全生命周期，采取关口前移、有效干预措施，努力使群众不生病、少生病、不生大病，提高生活质量。四是中西医并重，促进中医药传承创新发展，促进中西医药互补协调发展，更加充分地发挥中医药的独特优势。五是将健康融入所有政策，加快推动形成有利于健康的生活方式、生产方式、经济社会发展模式和治理模式，促进健康与经济社会协调发展。六是全民共建共享，创新社会动员机制，推动政府、社会、个人共同行动，形成共建共治共享格局，实现全民健康。

第四，全方位发力。一是"健康入万策"，将健康融入所有政策。影响健康的因素复杂交织，消除可能妨碍健康的公共政策，实现健康促进的政策协同。二是全人群着力。既要惠及全人群，实现全民健康覆盖，又要突出解决重点人群的健康问题。三是全生命周期覆盖。实现从胎儿到生命终点的全程健康服务和健康保障。四是 5 大任务（普及健康生活、优化健康服务、完善健康保障、建设健康环境、发展健康产业）统筹推进。

第五，全主体尽责。健康中国建设是一个在国家层面上推动、在全国范围内开展的健康促进大行动，需要大动员，凝聚全社会力量，形成健康促进的强大合力。"健康"作为一种社会目标，它的实现必须依靠包括医疗卫生部门在内的更多社会和经济部门的联合行动，大工程需要多个领域大兵团协作。健康中国建设需要全社会的每一份力量。在新冠肺炎疫情防控过程中，人们已经深刻体会到，维护健康必须全民都行动起来，打"整体战"。全社会都要增强责任感、使命感，全力推进健康中国建设。在党和政府的领导下，社会、社区、单位、学校，市场、企业、产业、行业，商会、学会、协会，家庭、个人，都是健康的推动者，都要负起对健康中国建设的责任。要最大限度凝聚全社会共识和力量，促进全社会广泛参与，形成政府积极主导、社会广泛动员、人人尽责尽力的良好局面，形成多层次、多元化的社会共治格局，实现健康中国行动齐参与。国家大力开展爱国卫生运动，鼓励和支持开展爱国卫生月等群众性卫生与健康活动，依靠和动员群众控制和消除健康危险因素，改善环境卫生状况，建设健康城市、健康村镇、健康社区。与爱国卫生运动一样，健康中国行动也是推进健康中国建设的重要平台，要注重在这些平台上汇聚各种力量。

第六，全渠道投入。大工程需要各类资源大投入，健康中国建设需要有坚实的资金保障。国家加大对医疗卫生与健康事业的财政投入，全社会应当共同关心和支持医疗卫生与健康事业的发展。要加大包括人力资源在内的各种资源的配置和投入，要尽可能多地畅通投入渠道，合力推动健康中国建设的目标与目的的实现。一是财政投入。各级人民政府应当切实履行发展医疗卫生与健康事业的职责，建立与经济社会发展、财政状况和健康指标相适应的医疗卫生与健康事业投入机制，将医疗卫生与健康促进经费纳入本级政府预算，按照规定主要用于保障基本医疗服务、公共卫生服务、基本医疗保障和政府举办的医疗卫生机构建设和运行发展。坚持基本医疗卫生事业公益属性，政府履行保障基本健康服务需求的责任，建立结果导向的健康投入机制。通过增加转移支付等方式重点扶持革命老区、民族地区、边疆地区和经济欠发达地区发展医疗卫生与健康事业。二是形成社会组织、企业等多元筹资格局。金融机构要创新产品和服务，鼓励社会力量增加产品和服务供给，更好地满足群众多元化卫生健康需求。三是发展慈善事业，鼓励社会和个人捐赠与互助。国家鼓励和支持公民、法人和其他组织通过依法举办机构和捐赠、资助等方式，参与医疗卫生与健康事业，满足公民多样化、差异化、个性化健康需求。公民、法人和其他组织捐赠财产用于医疗卫生与健康事业的，依法享受税收优惠。

第七，健全支撑与保障。深化体制机制改革，加强健康人力资源建设，推动健康科技创新，建设健康信息化服务体系，加强健康法治建设，注重宣传引导，加强国际交流与合作。

第八，强化组织实施，全面监测评估。各级人民政府应当把人民健康放在优先发展的战略地位，将健康理念融入各项政策，坚持预防为主，完善健康促进工作体系，组织实施健康促进的规划和行动，推进全民健身，建立健康影响评估制度，将公民主要健康指标改善情况纳入政府目标责任考核。加强组织领导，将健康中国建设纳入重要议事日程，健全领导体制和工作机制，将健康中国建设列入经济社会发展规划，将主要健康指标纳入各级党委和政府考核指标，建立常态化、经常化的督查考核机制，强化激励和问责。国家建立疾病和健康危险因素监测、调查和风险评估制度。国家组织居民健康状况调查和统计，开展体质监测，对健康绩效进行评估，并根据评估结果制定、完善与健康相关的法律、法规、政策和规划。建立健全监测评价机制，对实施进度和效果进行年度监测和评估。加强正面宣传、舆论监督、科学引导和典型报道，增强社会对健康中国建设的普遍认知，形成全社会关心支持健康中国建设的良好社会氛围。

第九，全面实现各阶段目标、各项行动任务。从实施健康中国战略层面来看，健康中国建设必须实现三个阶段性目标。健康中国行动（2019—2030年）细化为15个专项行动的目标、指标、任务，要结合实际健全领导推进工作机制，研究制定实施方案，逐项抓好任务落实。

第十，实现全民健康目的。全民健康是建设健康中国的根本目的。国家和社会尊重、保护公民的健康权，公民依法享有从国家和社会获得基本医疗卫生服务的权利。各级人民政府应当组织实施健康促进的规划和行动，将公民主要健康指标改善情况纳入政府目标责任考核，全面维护人民健康。

| 知识链接 |

政府推动案例：河南省鄢陵县推动实施老年健康促进行动

"鄢陵蜡梅冠天下。"鄢陵县素有花木的传统优势，是"中国花木之乡""中国蜡梅文化之乡""中国长寿之乡""国家森林康养基地""国家智慧健康养老应用试点示范基地"。这里是平原林海，"花都"、氧吧，被誉为"中原之肺"。鄢陵地下水资源丰富、水质优良，是全国平原地区唯一被列入"国家地理标志产品保护"的水资源，闻名遐迩的"温泉之都"。

鄢陵县素有雄厚的康养文化优势。被誉为隐士鼻祖的许由隐居鄢陵开创了隐逸文化、田园养生文化的先河。养生鼻祖彭祖在鄢陵养生修行，并在此整理出了我国第一部养生学著作《彭祖经》，奠定了中国长寿文化的基石。名医华佗曾在此悬壶济世、行医问诊，留下了闻名于世的"华佗养生泉"。兴建于隋朝时期的乾明寺是历代先贤修身养心的汇聚之地。鄢陵民风淳朴、社会安定，安全感指数和社会满意度连年位居全省前列，连续两届被评为"全国平安建设先进县"。

鄢陵有雄厚的中医药资源优势。全国有15家中医药综合改革试验区，许昌市是其中之一，鄢陵是其中重要的组成部分。这里70万亩花木中，有大量的药用苗木，如银杏、杜仲、金银花、连翘、玫瑰等，中医药材种植成规模，中药材深加工、现代制药形成了产业集群，这里的玫瑰，从种植到精油提取已形成产业链。

鄢陵县委、县政府积极利用上述优势，围绕健康中国建设，着力开展老年健康促进活动。鄢陵县坚持老年健康促进活动优先，纳入政府重点工作和全县社会经济总体规划，强势推动老年健康发展。大胆探索全域康养发展模式，着力助推健康养老纵深发展。在发展定位上，着力构建"四区一地五示范"的发展定位。"四区一地"即国家绿色健康产业融合发展先行区、国家健康养老体制改革试验区、国家中医药文化传承创新区、健康中国生态宜居示范区、国家健康旅游示范基地。"五示范"即融合发展先行示范、医养结合改革创新先行示范、中医药健康养老先行示范、老年友好型城市建设先行示范、全域养老先行示范。逐步形成"旅游＋康养""森林＋康养""康养＋工业""互联网＋康养""医疗＋康养"为主要业态的全域康养和融合发展"鄢陵模式"。

鄢陵县委、县政府强化统筹融合，丰富要素配置，着力开展医养结合，着力完善健康养老服务体系。构建了以居家为基础、社区为依托、机构为支撑、医养相结合的覆盖城乡的社会养老服务体系。全县共有38所养老院，全县146家社区（行政村）建有日间照料中心，每个行政村建有老年健康活动园，全县每千名老年人养老床位数达到40张以上，护理型床位占养老床位的比例达到50%以上。鄢陵县将养老服务网络信息建设与维护、信息呼叫、居家养老、社区日间照料、老年文体活动、老年人健康能力评估、养老服务培训等纳入政府购买服务目录。《人民日报》头版以《托养有保障，日子更亮堂》为题，刊发鄢陵县"探索集中供养、医疗托养"的经验做法。鄢陵县新庄社区荣获"全国老年友好型社区"。

鄢陵县重视利用科技手段提升老年健康服务体系的质量。建成了社区居家呼叫网络信息平台和智慧养老平台，建立了大健康数据库和"康养鄢陵"网站，打通了养老服务信息共享渠道，为老年人居家养老提供及时、便捷的服务。全面实现了城市15分钟、农村20分钟养老服务圈。启用养老服务流动车，为60岁以上老人提供医疗咨询、基本医疗等服务项目，实现签约医生全覆盖。成为全国首个5G医疗网示范县和互联网医疗系统与应用国家工程实验室5G智慧医疗落地应用项目，成功投入运营了5G远程智慧医疗中心（鄢陵县中医院花都医院），在疫情期间5G远程智慧医疗会诊发挥了很好的作用。

鄢陵县已经拥有了一大批叫得响的养生养老项目、健康产品，成为鄢陵社会经济发展新的引擎。特别是鄢陵县怡康苑医养中心，坚持"以养促医、以医助养"的原则，构建慢性病管理、疾病诊疗、康复促进三位一体医疗服务体系，探索实施"康复养生""参与快乐""走出房间"等老有所养到老有所乐文化康养新模式，推进医养结合服务科学化、规范化、标准化、亲情化，成功打造了医养结合"鄢陵模式"。怡康苑建档立卡贫困户重度残疾人托养中心被中共中央、国务院授予"全国脱贫攻坚先进集体"称号；被国家发改委等部委确定为"全国城企联动普惠养老试点单位"；被国家卫生健康委员会、全国老龄工作委员会办公室授予全国"敬老文明号"称号；被河南省卫健委、财政厅、民政厅联合确定为"河南省医养结合示范项目"。

各种优势复合在一起，形成了鄢陵的市场辐射优势，对外合作跨越式发展。该县与德国爱霍姆健康管理合作，建设鄢陵县中德糖尿病治疗中心；与北京中医医院合作，先后成立了北京中医医院（鄢陵）中医药科研中心、北京市中药研究所（鄢陵）养生产品研发中心、北京市中药研究所（鄢陵）中医药研发中心；研发生产了姚花春"仲逸堂"养生酒、中医防疫口罩、防疫香囊等系列产品，均已上市；北京中医医院与鄢陵县中医院开展的大科联合建设、带教义诊活动有序推进；与河南中医药大学合作，设立河南中医药大学继续教育学院鄢陵直属教学站，开展岗位培训和继续教育，提高了养老服务人员的素质。

鄢陵县坚持老年健康促进活动优先，有力地促进了全县老年健康水平和健康指数大幅提升。2020年，全县人均寿命81.6岁，每10万人中平均有9位百岁老人，人均寿命高出全国平均值3.8岁。

第 **5** 章

天行健，君子以自强不息

——扎实推进健康中国行动

要在做好常态化疫情防控的同时，聚焦影响人民健康的重大疾病和主要问题，加快实施健康中国行动，深入开展爱国卫生运动，完善国民健康促进政策，创新社会动员机制，健全健康教育制度，强化重点人群和重大疾病综合防控，从源头上预防和控制重大疾病，实现从以治病为中心转向以健康为中心。

——习近平总书记在教育文化卫生体育领域专家代表座谈会上的讲话（2020年9月22日）

在健康的影响因素中，除了遗传因素外，其他因素都是可以改善的。行为方式与生活习惯是可以改变的，主要健康危险因素从理论上来说都是可防可控的。健康问题的治理不能坐而论道，需要知行合一，行胜于言，积极开展健康中国行动。

一、实施健康中国行动的意义

党的十八大以来，以习近平同志为核心的党中央，强调把人民健康放在优先发展的战略位置，在健康中国建设的指导思想、顶层设计、实施路径上，一步步深化、系统化、具体化。2019年6月发布的《关于实施健康中国行动的意见》，充分体现了人民健康优先发展的战略思想、对人民健康高度负责的政治担当、维护人民健康的坚定决心。健康中国行动就是实施健康中国战略的具体"施工图"，就是把《"健康中国2030"规划纲要》落地的切实举措。

深入实施健康中国行动是推进健康中国建设的重要抓手。实施健康中国行动，就是要从源头上治理"看病难、看病贵"问题，改变"重治疗、轻预防、高成本"的传统模式，使人民群众的健康理念、国家的卫生健康工作理念落实，实现一场历史性变革。通过这场变革，使我们国家走出"以治病为中心"的泥沼，走向"以人民健康为中心"的幸福时代。

2019年6月，国务院启动实施《健康中国行动（2019—2030年）》以后，国家对健康中国行动进行了大力推动。国务院成立了健康中国行动推进委员会，统筹推进健康中国行动的组织实施、监测和考核工作，从中央到地方、跨部门宽领域共同推进。健康中国行动的监测评估与考核工作也已经启动，全国各地都在结合实际积极行动。在国家层面整体推进的同时，各专项行动工作组也按照年度重点任务分头深入推进。未来，要加大力度、加快速度、加大热度，持续推进健康中国行动。

＊ 健康中国行动标识[1]

| 知识链接 |

健康中国行动与中国粮食安全

粮食安全是我国不可须臾忽视的大事。我国正在开展

---

1. "健康中国行动标识"设计说明：标识以中国（China）首字母"C"为创意主体，将龙图腾、太阳、飞鸟、运动的人形巧妙糅合成标识图案，直观地体现标识的主题文化内涵，点明了健康中国行动的品牌形象。"C"字母的变形体"龙图腾"是中华民族的象征，体现了民族昌盛和国家富强；"祥云"寓意祥瑞之云气，表达了吉祥、喜庆、幸福的愿望；迎着朝阳运动的人形，更好地传播和推广了健康中国行动的理念。标识颜色采用红、黄、蓝、绿。红色、黄色代表热情、温暖、活力，蓝色、绿色代表希望与健康。

的健康中国行动，能够通过哪些机制对保障我国粮食安全发挥积极作用呢？

通过开展"合理膳食行动"，促进对粮食的合理消费。合理膳食是保证健康的基础，肥胖是多种慢性病的主要诱因。吃得太饱，超过身体生理需要的饮食，不只浪费粮食，还会增加身体负担，埋下疾病的祸根。珍惜每一粒粮食，就是珍惜自己的身体健康；用好每一粒粮食，就是精准呵护自己的身体。从自我做起，实现合理消费粮食与促进健康的正向循环。

通过开展健康中国行动，从"吃"的角度纠正不健康的生活习惯与行为方式，也能促进对粮食的节约。推广文明餐饮方式，倡导公筷公勺、分餐、简餐等。倡导既健康又节约的饮食文化，让节约精神成为开展健康中国行动的共识，让人们吃出节约、尊重、健康、幸福，对国家来说，就是吃出粮食安全。

行动需要立法保障。立法倡导节约粮食，既是推动形成一种生活习惯，也是推动形成一种健康习惯。针对餐饮和粮食浪费现象，通过加强立法，引导形成健康文明的消费和生活习惯。

请读者朋友们响应中华预防医学会、中国营养学会、中国学生营养与健康促进会的联合倡议："按照不同年龄、身体活动和身体状况，来确定三餐食物搭配和比例，不暴饮暴食，享受食物美好。"

二、《健康中国行动（2019—2030年）》是一个权威的行动指南

《健康中国行动（2019—2030年）》是一个为人民群众创造健康红利的行动方案。它全面贯彻预防为主的思想，提出15项行动及具体目标，所针对的都是当前突出的健康问题，采取关口前移、有效干预，努力使群众不生病、少生病，提高生活质量，延长健康寿命。这是以较低成本取得较高健康绩效的有效策略。《健康中国行动（2019—2030年）》给个人、家庭、社会、政府都提出了具体要求，它是当今健康管理策略的权威手册。

说它权威，首先是因为它是通过权威的决策机制形成的，并且涵盖了健康促进与管理方面非常丰富的知识技能与经验智慧，结合中国健康问题的实际，具有很强的针对性和可操作性。另外，它汲取了全球经验，吸纳了各种行之有效的做法，世界上健康水平最高的那些国家的成熟经验，在这个健康中国行动文本中都有体现。因此，《健康中国行动（2019—2030年）》就是当代中国开展健康促进与健康管理的行动指南，是全球健康问题治理的中国智慧与中国方案。

三、健康中国行动的基本内容

健康中国行动分为三大版块、十五个专项行动。对于它们的名称及其含义，许多人记不住。其实，弄清楚了逻辑，通过一个顺口溜，就能很容易地理解记忆整个健康中国行动。

| 知识链接 |

健康中国行动顺口溜

其一："3·15"：从头到脚，从小到老，六病皆无，三感俱到。

其二："从头到脚"：装进脑，管住嘴，守好心，迈开腿，人人身外环境美！

这两个顺口溜的内涵与内在逻辑具体阐述如下。

（一）"3·15"：健康中国行动分为3大版块、15个专项行动。

全方位干预健康影响因素	维护全生命周期健康	防控重大疾病
• 健康知识普及 • 合理膳食 • 全民健身 • 控烟 • 心理健康促进 • 健康环境促进	• 妇幼健康促进 • 中小学健康促进 • 职业健康促进 • 老年健康促进	• 心脑血管疾病防治 • 癌症防治 • 慢性呼吸系统疾病防治 • 糖尿病防治 • 传染病及地方病防控

＊ 健康中国行动三大版块、十五个专项行动

（二）"从头到脚"：它是对健康中国行动第一版块"全方位干预健康影响因素"的形象概括。第一版块包含健康中国行动前6个专项行动，主要针对影响健康的前期因素，强调全方位干预健康影响因素，全面维护人民健康，主要健康危险因素得到有效控制。健康生活方式主要包括合理膳食、适量运动、戒烟限酒、心理平衡四个方面，第一版块涵盖了健康生活方式的全部主要内容。"从头到脚"就是

"脑""嘴""心""腿""美"。

1."脑"——"装进脑":"实施健康知识普及行动"。健康素养是指个人获取和理解基本健康信息和服务，并运用这些信息和服务作出正确决策，以维护和促进自身健康的能力。维护健康需要掌握健康知识，提高健康素养水平，把维护健康的知识与技能装进自己的脑海里。健康中国行动强调，要坚持"普及知识、提升素养"原则，把这个原则贯彻到包括"实施健康知识普及行动"等15个专项行动在内的整个健康行动内。要把提升健康素养作为增进全民健康的前提，根据不同人群特点有针对性地加强健康教育与促进，让健康知识、行为和技能成为全民普遍具备的素质和能力，实现健康素养人人有。行动要求，要面向家庭和个人普及预防疾病、早期发现、紧急救援、及时就医、合理用药等维护健康的知识与技能。这些知识与技能如何才能进入人民群众的脑海呢？这就要求，要建立并完善健康科普专家库和资源库，构建健康科普知识发布和传播机制；要强化医疗卫生机构和医务人员开展健康促进与教育的激励约束；要鼓励各级电视台和其他媒体开办优质健康科普节目。衡量这个行动的实践效果的指标就是，到2030年，全国居民健康素养水平不低于30%。

| 知识链接 |

《中国公民健康素养——基本知识与技能》

2008年，卫生部发布了《中国公民健康素养——基本知识与技能（试行）》。经过几年试行后，国家卫生计生委针对我国居民主要健康问题和健康需求的变化，组织专家进行了修订，编制并发布了《中国公民健康素养——基本知识与技能（2015年版）》——被简称为"健康素养66条"。它从基本知识和理念、健康生活方式与行为、基本健康技能三个方面界定了我国公民健康素养的基本内容，是评价我国公民健康素养水平的重要依据。

与2008年相比，2015年版《中国公民健康素养——基本知识与技能》新增加的内容，针对的是近几年凸显出来的健康问题，如精神卫生问题、慢性病防治问题、安全与急救问题、科学就医和合理用药问题等。此外，还增加了关爱妇女生殖健康，健康信息的获取、甄别与利用等知识。

《中国公民健康素养——基本知识与技能（2015年版）》是各级卫生健康部门、医疗卫生专业机构、社会机构、大众媒体等向公众进行健康教育和开展健康传播的重要依据。各级、各类机构可以以此为依据，进行相关科普读物、视频、健康教育读本的开发和制作，充分利用现有传播技术和资源，通过多种途径向公众传播通俗易懂、科学实用的健康知识和技能，切实提高公众健康素养水平。

2."嘴"——"管住嘴"：管住"吃喝"（实施合理膳食行动），管住"抽烟"（实施控烟行动）。

合理膳食是健康的基础。民以食为天，怎么吃更科学、更合理、更营养，更能吃出健康来？人人都吃饭，但并非人人都能合理膳食。目前我国膳食脂肪供能比持续上升，农村首次突破30%推荐上限[1]。家庭人均每日烹调用盐和用油量仍远高于推荐值，食堂、餐馆、加工食品中的油、盐都应引起高度关注。青少年经常饮用含糖饮料问题已经凸显，成人30天内饮酒率超过四分之一[2]。饮食风险因素导致的疾病负担已占到15.9%。

关于合理膳食，国家专门制定了膳食指南，目前已经出过四版。公民应当具备的健康素养包括：保持正常体重，避免超重与肥胖；膳食应以谷类为主，多吃蔬菜、水果和薯类，注意荤素、粗细搭配；提倡每天食用奶类、豆类及其制品；膳食要清淡，要少油、少盐、少糖，食用合格碘盐；讲究饮水卫生，每天适量饮水；生、熟食品要分开存放和加工，生吃蔬菜水果要洗净，不吃变质、超过保质期的食品；少饮酒，不酗酒，等等。一个人，每天至少要吃够12种以上的东西，包括主食、副食、水果、坚果等，每周应该不少于25种。

实施合理膳食行动就是要针对一般人群、特定人群和家庭，聚焦食堂、餐厅等场所，加强营养和膳食指导；鼓励全社会参与减盐、减油、减糖；实施贫困地区重点人群营养干预。实施合理膳食行动的目标是，到2030年，成人肥胖增长率持续减缓，5岁以下儿童生长迟缓率低于5%。

| 知识链接 |

我国居民一些突出的营养问题

2020年12月23日，在国务院新闻办公室举行的新闻

1.参见《国务院新闻办公室2020年12月23日新闻发布会文字实录》。
2.参见《国务院新闻办公室2020年12月23日新闻发布会文字实录》。

发布会上，《中国居民营养与慢性病状况报告（2020年）》正式发布。

发布会指出，通过监测看到我国居民一些突出的营养问题，主要体现在：一是膳食结构不合理问题突出，膳食脂肪供能比持续上升，食用油、食用盐摄入量远高于推荐值，而水果、豆及豆制品、奶类消费量不足；二是我国居民超重肥胖形势严峻，城乡各年龄段居民超重肥胖率持续上升；三是部分重点地区、重点人群，如婴幼儿、育龄妇女和高龄老年人面临的重要微量营养素缺乏等问题仍需要引起关注。

发布会还指出，除了营养不足、微量营养素缺乏症这两种人们已经比较熟知的营养不良以外，第三种形式的营养不良是超重肥胖。

我国目前仍然是世界上抽烟人数和抽烟比例最高的国家。吸烟严重危害人民健康。关于烟草危害，公民应当具备的健康素养包括：吸烟和二手烟暴露会导致癌症、心血管疾病、呼吸系统疾病等多种疾病；"低焦油卷烟""中草药卷烟"不能降低吸烟带来的危害；任何年龄戒烟均可获益，戒烟越早越好，戒烟门诊可提供专业戒烟服务。实施控烟行动，就是要推动个人和家庭充分了解吸烟和二手烟暴露的严重危害，鼓励领导干部、医务人员和教师发挥控烟引领作用，把各级党政机关建设成无烟机关。该行动的目标是，到2030年，全面无烟法规保护的人口比例达到80%及以上。

3. "心"——"守好心"：实施心理健康促进行动。健康是身体、心理和社会适应的完好状态，心理健康是健康的重要组成部分，要重视和维护心理健康，遇到心理问题时应主动寻求帮助。世界卫生组织将精神疾病纳入五类重大慢性非传染性疾病。

近年来，随着经济社会快速发展，我国居民心理健康问题日益凸显。2019年数据显示，我国抑郁症的患病率达到2.1%，焦虑障碍的患病率是4.98%，抑郁症和焦虑症这两个患病率接近7%[1]，国家对此高度重视。2020年6月1日实施的《中华人民共和国基本医疗卫生与健康促进法》第二十八条规定："国家发展精神卫生事业，建设完善精神卫生服务体系，维护和增进公民心理健康，预防、治疗精神障碍。""国家采取措施，加强心理健康服务体系和人才队伍建设，促进心理健康教育、心理评估、心理咨询与心理治疗服务的有效衔接，设立为公众提供公益服务的心理援助热线，加强未成年人、残疾人和老年人等重点人群心理健康服务。"该法还规定，国家要组织开展突发事件的心理援助等卫生应急工作，有效控制和消除危害。

实施心理健康促进行动，就是要通过心理健康教育、咨询、治疗、危机干预等方式，引导公众科学缓解压力，正确认识和应对常见精神障碍及心理行为问题。该行动的要求是，到2030年，居民心理健康素养水平提升到30%，心理相关疾病发生的上升趋势减缓。国家将依托新成立的国家心理健康与精神卫生防治中心，加强相关政策规划的研究，开展流行病学的调查评估，推进健全心理健康和精神卫生防治体系，推动心理健康和精神卫生专业人才的培养。

1.参见《国务院新闻办公室2020年12月23日新闻发布会文字实录》。

| 知识链接 |

国家心理健康和精神卫生防治中心

2021年3月15日，国家卫健委官网发布《国家心理健康和精神卫生防治中心主要职责》，设立国家心理健康和精神卫生防治中心，为国家卫生健康委直属事业单位。其主要职责为：

（一）开展心理健康和精神卫生防治理论、政策、标准、规划研究，为国家制定相关的法律法规、政策规划和行业规范等提供技术支持。

（二）承担心理健康和精神卫生相关流行病学调查、监测和评估评价工作。为突发公共事件心理干预、心理援助提供技术支持。完善全国心理援助热线服务网络。

（三）受委托承担精神障碍防治等服务管理工作，开展儿童青少年、职业人群、老年人、残疾人等重点人群常见心理问题防治研究工作。

（四）开展心理健康和精神卫生相关技术研究，促进成果转化。

（五）协助建立健全心理健康和精神卫生防治体系。为基层构建社会心理服务体系、开展社会心理服务工作、社区康复服务等提供技术支持。

（六）承担全国心理健康和精神卫生领域的政策宣传和科学普及工作。建设心理健康和精神卫生宣教资源库。承担心理健康和精神卫生防治领域信息化建设有关工作。

（七）推动心理健康和精神卫生专业人才培养，建立师资队伍，组织开展相关业务培训。协助拟订心理健康服务机构和人员的相关技术规范、标准，开展心理健康机构和人员的规范管理。

（八）开展心理健康和精神卫生防治领域国内外交流合作；承担心理健康和精神卫生项目的策划、组织与实施。

（九）承办国家卫生健康委交办的其他事项。

4.“腿”——“迈开腿”：实施全民健身行动。生命在于运动，动则有益。维护健康需要科学地运动，贵在坚持。“适量运动”是健康生活方式四个主要方面之一。成年人每日应进行6~10千步当量的身体活动。不运动、不科学运动，是我国公民健身中的两大主要问题，尤其是年轻人，身体活动明显不足。实施全民健身行动，要为不同人群提供针对性的运动健身方案或运动指导服务；努力打造百姓身边健身组织和“15分钟健身圈”；推动形成体医结合的疾病管理和健康服务模式。体质是人类生产和生活的物质基础，该行动强调把高校学生体质健康状况纳入对高校的考核评价。该行动的要求是，到2030年，城乡居民达到《国民体质测定标准》合格以上的人数比例不少于92.17%，经常参加体育锻炼人数比例达到40%及以上。

| 知识链接 |

国民体质测定标准

为有效增强人民体质，需要运用科学的方法对国民个体的形态、机能和身体素质等进行测试与评定，为此，需要建立并实行国民体质测定制度。2000年，国家体育总局会同10个有关部门对3岁到69岁的国民进行了首次全国性体质监测，获取了20世纪末我国国民体质状况资料。此后，国家体育总局组织专家利用这些数据，在《中国成年人体质测定标准》的基础上，制定了《国民体质测定标准》。这个标准的制定，对于科学指导全民健身活动的开展，发挥体育对增强人民体质的积极作用，构建面向大众的体育服务体系，都具有重要意义。

5.“美”——“人人身外环境美”：实施健康环境促进行动。良好的环境是健康的保障。实施健康环境促进行动，就是要向公众、家庭、单位（企业）普及环境与健康相关的防护和应对知识；推进大气、水、土壤污染防治；推进健康城市、健康村镇建设；采取有效措施预防控制与环境污染相关的疾病、道路交通伤害、消费品质量安全事故等。该行动要求，到2030年，居民饮用水水质达标情况明显改善，并持续改善。

“脑”“嘴”“心”“腿”“美”，五个字六项行动，如此，第一大版块很好记：“从头到脚：装进脑，管住嘴，守住心，迈开腿，人人身外环境美！”

（三）“从小到老”：它是对健康中国行动第二版块“维护全生命周期健康”的形象概括。第二版块关注重点人群，着眼于全生命周期开展维护健康的行动，使各年龄段人群都能享有健康生活，实现从胎儿到生命终点的全程健康服务和健康保障。这个版块按照年龄从小到大，包括4个专项行动：妇幼健康促进行动、中小学健康促进行动、职业健康保护行动、老年健康促进行动。它们是按照生命周期顺序，着眼于生命不同阶段的生理心理特点、危险因素、容易患上的疾病，采取针对性更强、作用更直接、效果更明显的措施，从胎儿起对生命全程进行健康管理。

1.着眼于"生命的起点"——妇幼健康促进行动。孕产期和婴幼儿时期是生命的起点。实施妇幼健康促进行动，就是要针对婚前、孕前、孕期、儿童等阶段特点，积极引导家庭科学孕育和养育健康新生命，健全出生缺陷防治体系；加强儿童早期发展服务，完善婴幼儿照护服务和残疾儿童康复救助制度；促进生殖健康，推进农村妇女宫颈癌和乳腺癌检查。该行动要求，到2030年，婴儿死亡率控制在5‰及以下，孕产妇死亡率下降到12/10万及以下。

| 知识链接 |

　　健康中国行动中关于生殖健康与性健康的内容

　　在"妇幼健康促进行动"中：

　　"关爱女性，促进生殖健康。建议女性提高生殖健康意识和能力，主动获取青春期、生育期、更年期和老年期保健相关知识，注意经期卫生，熟悉生殖道感染、乳腺疾病和宫颈癌等妇女常见疾病的症状和预防知识。建议家属加强对特殊时期妇女的心理关怀。掌握避孕方法知情选择，知晓各种避孕方法，了解自己使用的避孕方法的注意事项。认识到促进生殖健康对个人、家庭和社会的影响，增强性道德、性健康、性安全意识，拒绝不安全性行为，避免意外妊娠、过早生育以及性相关疾病传播。"

　　"大力普及妇幼健康科学知识，推广婚姻登记、婚前医学检查和生育指导'一站式'服务模式。做好人工流产后避孕服务，规范产后避孕服务，提高免费避孕药具发放服务可及性。"

在"传染病及地方病防控行动"中：

"性传播成为艾滋病的主要传播途径，疫情逐步由易感染艾滋病危险行为人群向一般人群传播，波及范围广，影响因素复杂，干预难度大。"

"到2030年，艾滋病全人群感染率要控制在0.2%以下。"

"提倡负责任和安全的性行为，鼓励使用安全套。"

"提高自我防范意识。主动了解艾滋病、乙肝、丙肝的危害、防治知识和相关政策，抵制卖淫嫖娼、聚众淫乱、吸食毒品等违法犯罪行为，避免和减少易感染艾滋病、乙肝、丙肝的危险行为，不共用针头和针具、剃须刀和牙刷，忠诚于性伴侣，提倡负责任和安全的性行为，鼓励使用安全套。积极参与防治宣传活动，发生易感染危险行为后主动检测，不歧视感染者和患者。"

"医务人员、经常接触血液的人员、托幼机构工作人员、乙肝病毒表面抗原携带者的家庭成员、男性同性恋或有多个性伴侣者和静脉内注射毒品者等，建议接种乙肝疫苗。"

2.着眼于"成长发育的关键阶段"——中小学健康促进行动。中小学生处于成长发育的关键阶段。中小学阶段是一个人在身体、心理、社会适应和道德上发展变化的关键时期，是一个人的行为与生活方式形成的关键时期，是接受健康促进教育、提升健康素养水平的黄金时期。机不可失，时不我待。中小学健康促进行动是健康中国行动的重要组成部分，在实施健康中国战略中具有特殊重大意义，在健康中国行动中占有特别重要的地位。制定实施中小学健康促进行动，充分体现了党中央、国务院对广大青少年健康成长的高度重视，认真回应了家庭、学校和社会对青少年身心健康的高度关切。积极开展中小学生健康促进活动，对其他14个专项活动也是一个有力的促进和支持。一定要把中小学健康促进行动，放到健康中国建设大局中去认识，放到健康中国行动全局中去推动。实施中小学健康促进行动，就是要动员家庭、学校和社会共同维护中小学生身心健康；引导学生从小养成健康生活习惯，锻炼健康体魄，预防近视、肥胖等疾病。行动强调，中小学校要按规定开齐开足体育与健康课程，要把学生体质健康状况纳入对学校的绩效考核，将体育纳入高中学业水平测试。行动要求，到2030年，国家学生体质健康标准达标优良率达到60%及以上，全国儿童青少年总体近视率力争每年降低0.5个百分点以上，新发近视率明显下降。在健康中国行动《组织实施和考核方案》中，明确了26个考核指标，并强调将综合考核结果作为对各地、各相关部门进行综合考核评价的重要参考。中小学健康促进行动纳入考核的指标有5个，约占考核指标总数的五分之一。要对照行动要求，明确作为个人、家庭、学校、社会、政府等各方的责任，积极针对突出问题，综合施策，确保各项约束性指标、倡导性指标达到要求。

3.着眼于"劳动年龄段"——职业健康保护行动。人体只有在一定年龄阶段才具有劳动能力，从事各种社会劳动，成为劳动年龄人口。第七次全国人口普查主要数据显示，我国16岁至59岁劳动年龄人口为8.8亿。劳动年龄段时间跨度大，人体各方面功能上升达到顶峰，然后开始下滑衰退。处在劳动年龄段的人，各方面压力大，容易出现对健康的长期透支。在45岁之前，是疾病的形成期，过了45岁之后，慢性病逐渐显现或暴发，有的甚至危及生命。劳动者依法享有职业健康保护的权利。实施职业健康保护行动，就是要针对不同职业人群，倡导健康工作方式，鼓励用人单位开展职工健康管理；强调要落实用人单位主体责任和政府监管责任，预防和控制职业病危害。

4.着眼于"老年期"——老年健康促进行动。老年人健康快乐是社会文明进步的重要标志。实施老年健康促进行动，面向老年人普及膳食营养、体育锻炼、定期体检、健康管理、心理健康以及合理用药等知识；要健全老年健康服务体系，完善居家和社区养老政策，推进医养结合，打造老年宜居环境，实现健康老龄化。从行动指标看，该行动要求我国65岁至74岁老年人失能发生率有所下降，65岁及以上人群老年期痴呆患病率增速下降。

| 知识链接 |

社区助力实现健康老龄化

"步入老龄化社会，要将数亿老年人转化为红利、转化为财富，就必须实行健康老龄化，而社区就是实现健康老龄化的基石。我们要将社区打造成为健康生活的中心，为老人们提供医疗、运动、娱乐等一系列服务和设施，创造一种便捷、愉悦的生活方式。未来我们在社区可以增加孩子的娱乐设施，带动老人的健身运动；也可以尝试将幼儿园和养老机构建在一起，让孩子跟老人共享欢声笑语；同时还可以尝试用养老驿站来取代养老院，让老人们在社区里感受到社交和交流的乐趣，而不是一个人封在养老院里。"

"方庄社区很早就开始通过'智慧家医'来管理社区老人的健康问题。要发挥智慧家庭医生的作用，用科技发展提升我们的生命质量和生活质量，同时缓解老百姓看病难的问题，实现24小时的周到服务。未来社区将集合医疗、养老等各种资源，同时我们将发展家庭医生优化协同模式，让家庭医生成为老百姓的健康顾问，告诉他什么时候该去医院、什么时候该去养老驿站等，更好地实现资源配置。"

——2021年3月14日，在由人民日报健康客户端、《健康时报》联合主办的"2021两会健康策·健康中国与积极老龄"专场上，第十三届全国政协委员、北京社区卫生首席专家、北京方庄社区卫生服务中心主任吴浩如是说。

（四）"六病皆无"：它是对健康中国行动第三版块"防控重大疾病"五个专项行动的形象概括。这里"六病"指的是心脑血管疾病、癌症、慢性非传染性呼吸系统疾病、糖尿病、传染病和地方病，它们在对我国居民健康造成重大影响的疾病中占"绝大多数"。除了上述六种疾病外，精神卫生、职业健康等方面问题当然也不容忽视，关于精神卫生、职业健康在前面两个版块里已经有了专题行动，所以第三版块专门针对这"六病"

设计五个专项行动。"六病五个行动"着眼于预防控制重大疾病，加快推动从以治病为中心转变为以人民健康为中心，动员全社会落实预防为主的方针，持之以恒加以推进，努力使群众不生病、少生病，提高生活质量。毋庸置疑，只要能防控好上述疾病，我国人民的健康水平肯定能大大提高。

健康中国行动对于疾病控制的目标是，到2022年，重大慢性病发病率上升趋势得到遏制，重大传染病、严重精神障碍、地方病、职业病得到有效防控，致残和死亡风险逐步降低，重点人群健康状况显著改善。到2030年，因重大慢性病导致的过早死亡率明显降低，人均健康预期寿命得到较大提高，居民主要健康指标水平进入高收入国家行列。

1.心脑血管疾病防治行动。心脑血管疾病是我国居民第一位死亡原因。通过开展这个专项行动，使居民学习掌握自救互救知识技能，对高危人群和患者开展生活方式指导，加强高血压、高血糖、血脂异常的规范管理，提高疾病的应急处置能力。该行动要求，到2030年，心脑血管疾病死亡率下降到190.7/10万及以下。

2.癌症防治行动。癌症严重影响人民健康，防控形势仍然十分严峻。在加强科普宣传教育、提高公众对各种癌症高危因素的认知水平、增强早筛早查意识等方面，任务依然艰巨。需要我们开足马力推进癌症防治行动，倡导积极预防癌症。做到早筛查、早诊断、早治疗，降低癌症发病率和死亡率，提高患者生存质量。加强癌症防治科技攻关。加快临床急需药物审评审批。行动要求，到2030年，总体癌症5年生存率不低于46.6%。

| 知识链接 |

中国的癌症防控形势什么样

在2020年12月23日国务院新闻办召开的新闻发布会上，国家癌症中心主任、中国科学院院士赫捷说，近年来，我国癌症发病仍然处于逐渐上升的态势。目前，我国癌谱正处于发展中国家向发达国家癌谱过渡的阶段，像发达国家高发的肺癌、结直肠癌、乳腺癌等不断上升，发展中国家高发的消化道癌症比如食管癌、胃癌、肝癌等与20世纪七八十年代相比，有所下降，但整体负担仍然较重，癌症整体防控形势还是比较严峻的。我国癌症5年生存率在近十年来已经从30.9%上升到40.5%，提高了将近10个百分点。但是与发达国家5年生存率还有一些差距。要想提高癌症生存率，预防和早诊早治是比较关键的。未来，将从优化服务供给和引导服务需求两大方面同时发力，推进癌症筛查和早诊早治工作向纵深发展。一是不断扩大筛查服务供给；二是不断提升筛查服务能力，积极探索推广筛查适宜技术；三是不断提高群众防癌意识。从国家层面将继续集中优势资源，重点攻关研发新型癌症筛查和早诊早治技术，让科技成果惠及更多的百姓。

3.慢性呼吸系统疾病防治行动。慢性呼吸系统疾病严重影响患者生活质量。要引导重点人群早期发现疾病，控制危险因素，预防疾病发生发展，加强慢阻肺患者健康管理。行动要求，到2030年，70岁及以下人群慢性呼吸系统疾病死亡率下降到8.1/10万及以下。

4.糖尿病防治行动。我国是糖尿病患病率增长最快的国家之一。要提示居民关注血糖水平，引导糖尿病前期人群科学降低发病风险，指导糖尿病患者加强健康管理，预防糖尿病的发生、发展。加强对糖尿病患者和高危人群的健康管理，促进基层糖尿病及并发症筛查标准化和诊疗规范化。行动要求，到2030年，糖尿病患者规范管理率达到70%及以上。

| 知识链接 |

慢性病防治行动的共性

在健康中国行动中，尽管各个慢性病防治行动所针对的疾病（心脑血管疾病、癌症、慢性呼吸系统疾病、糖尿病）不同，但其防治的基本原则和重点环节是相同的：

（1）健康生活方式是基础，强调个人是自己健康的第一责任人；

（2）早发现早干预是关键，发现越早，干预越早，治疗和管理的效果越好；

（3）规范健康管理是重点，平稳控制患者病情，减少并发症发生，提高患者生活质量；

（4）基层能力提升是保障，慢性病的筛查和管理主要依靠基层。

5.传染病及地方病防控行动。传染病和地方病是重大公共卫生问题。加大传染病及地方病防治工作力度是维护人民健康的迫切需要，也是健康扶贫的重要举措。2020年暴发的新冠肺炎疫情，是新中国成立以来我国遭遇的传播速度最快、感染范围最广、防控难度最大的重大突发公共卫生事件，防控新冠肺炎疫情一刻也不容松懈，"外防输入、内防反弹"的压力很大。这次疫情使人们更加深刻地认识到，防控重大疾病尤其是传染病，对于维护社会稳定发展、保障国家长治久安的重大意义。所以，要引导居民提高自我防范意识，讲究个人卫生，预防疾病。充分认识疫苗对预防疾病的重要作用。加强艾滋病、病毒性肝炎、结核病等重大传染病防控，努力控制和降低传染病流行水平。强化寄生虫病、大骨节病、氟骨症等地方病防治，控制和消除重点地方病。

（五）"三感俱到"。综上所述，只要做好了"从头到脚，从小到老，六病皆无"三大版块十五项行动，人民群众健康的获得感、幸福感、安全感就都有了坚实的保障，这个可以叫"三感俱到"。总体来说，健康中国行动从行动到目的，可以用"从头到脚，从小到老，六病皆无，三感俱到"这个顺口溜理解记忆。

四、健康中国行动的主要指标

健康中国行动主要指标以15个专项进行设置，指标包括3种——"结果性指标""个人和社会倡导性指标""政府工作指标"，按照"指标性质"，分为3类——"预期性""倡导性"、"约束性"。

对指标的衡量，在确定的"基期水平"上，分别给出"2022年目标值"和"2030年目标值"。对于"目标值"，根据具体指标情况，或给出具体"数字"，或给出能够反映出动态发展的趋势性描述，如"上升趋势减缓""持续保持""持续提升""持续提高""持续减缓""明显下降""增速下降""持续改善""消除""保持基本消除""有效控制"等。

| 知识链接 |

《健康中国行动（2019—2030年）》

直接与医疗机构、医务人员相关的行动指标

《健康中国行动（2019—2030年）》强调要"高度重视医疗卫生机构和医务人员在行动实施中的重要作用"，提出要"完善培养培训、服务标准、绩效考核等制度，鼓励引导广大医务人员践行'大卫生、大健康'理念，做好健康促进与教育工作"，并且在各有关专项行动中，明确了具体任务与行动指标。列示如下：

"健康知识普及行动"：①在对个人和社会的"倡导性指标"中提出，"医务人员掌握与岗位相适应的健康科普知识，并在诊疗过程主动提供健康指导"。②在对政府的"工作指标"中提出，"建立医疗机构和医务人员开展健康教育和健康促进的绩效考核机制"，这是一个约束性指标；还提出，"中医医院设置治未病科室比例"，这是一个"预期性"指标，它在2030年的目标值是100%。

"控烟行动"：在对个人和社会的"倡导性指标"中提出，"领导干部、医务人员和教师发挥在控烟方面的引领作用"。

"心理健康促进行动"：①在对个人和社会的"倡导性指标"中提出，"各类临床医务人员主动掌握心理健康知识和技能，应用于临床诊疗活动中"。②在对政府的"工作指标"中提出，"精神科执业（助理）医师"4.5 名/10 万人，这是一个"预期性"指标。

"职业健康保护行动"：在对个人和社会的"倡导性指标"中提出，"鼓励各用人单位做好员工健康管理、评选'健康达人'，国家机关、学校、医疗卫生机构、国有企业等用人单位应支持员工率先树立健康形象，并给予奖励"。

"老年健康促进行动"：在对政府的"工作指标"中提出，"二级以上综合性医院设老年医学科比例"，这是一个"预期性"指标，到 2030 年，达到 90% 及以上；此外还提出，"三级中医医院设置康复科比例"，这是一个"约束性"指标，到 2030 年必须达到 90%。

慢性病防治行动：在对政府的"工作指标"中提出，"乡镇卫生院、社区卫生服务中心提供中医非药物疗法的比例 2030 年达到 100%，村卫生室提供中医非药物疗法的比例 2030 年达到 80%"，这是一个"约束性"指标。

五、健康中国行动的实施特点

动员全社会落实预防为主方针。"祸之作，不作于作之日，亦必有所由兆。"预防是最经济最有效的健康策略。慢性病是可防、可控、可治的，但是必须早防、早控、早治，必须把生活习惯与行为方式改健康。坚持预防为主，把预防摆在更加突出的位置，健全全社会落实预防为主的制度体系，关口前移，倡导健康文明生活方式，采取有效干预措施，聚焦当前和今后一段时期内影响人民健康的重大疾病和突出问题，实施疾病预防和健康促进的中长期行动，持之以恒加以推进，努力使群众不生病、少生病，提高生活质量。

加快推动卫生健康工作理念、服务方式从以治病为中心转变为以人民健康为中心，提高全民健康水平。

加快形成有利于健康的生活方式、生态环境和社会环境。

把提升健康素养作为增进全民健康的前提，强调普及知识、提升素养。根据不同人群特点有针对性地加强健康教育与促进，让健康知识、行为和技能成为全民普遍具备的素质和能力，实现健康素养人人有。全民健康素养水平稳步提高。

倡导每个人是自己健康的第一责任人的理念，强调自主自律、健康生活。有句话说得好，"空有语言而无行动的人，犹如杂草丛生的花园"，在健康问题上，也是如此，空有语言而无行动的人，将会疾病丛生。在健康管理上，不能口头上健康很重要，行动上健康自律都抛掉，"语言的巨人，行动的矮子"绝对不可能维持好自己的健康。每个人都要努力成为一个"行动派"。加快推广健康生活方式，激发居民热爱健康、追求健康的热情，养成符合自身和家庭特点的健康生活方式，合理膳食、科学运动、戒烟限酒、心理平衡，实现健康生活少生病。

完善防治策略，强调早期干预。"人无远虑，必有近忧。"对主要健康问题及影响因素尽早采取有效干预措施，实现早诊早治早康复。

推动健康服务供给侧结构性改革，强调完善服务。通过开展健康服务供给侧结构性改革，提供系统连续的预防、治疗、康复、健康促进一体化服务，加强医疗保障政策与健康服务的衔接，全方位全周期保障人民健康。

强化政府、社会、个人责任，强调全民参与、共建共享。强化跨部门协作，鼓励和引导单位、社区（村）、家庭和个人行动起来，形成政府积极主导、社会广泛动员、人人尽责尽力的良好局面，实现健康中国行动齐参与。

总体目标是人均健康预期寿命得到较大提高，居民主要健康指标水平进入高收入国家行列，健康公平基本实现。

| 知识链接 |

健康的第一责任人

在法律与政策文件中，对"健康的第一责任人"是怎么规定的呢？梳理如下：

1."第六十九条　公民是自己健康的第一责任人，树立和践行对自己健康负责的健康管理理念，主动学习健康知识，提高健康素养，加强健康管理。倡导家庭成员相互关爱，形成符合自身和家庭特点的健康生活方式。"——《中华人民共和国基本医疗卫生与健康促进法》（2019年12月28日，经十三届全国人大常委会第十五次会议表决通过，于2020年6月1日实施）

2."倡导每个人是自己健康第一责任人的理念，激发居民热爱健康、追求健康的热情，养成符合自身和家庭特点的健康生活方式。"——《国务院关于实施健康中国行动的意见》（国发〔2019〕13号）

3."每个人是自己健康的第一责任人，对家庭和社会都负有健康责任。"——《健康中国行动（2019—2030

年)》(健康中国行动推进委员会, 2019 年 7 月 9 日)

4. "每个人是自己健康的第一责任人, 提倡主动学习健康知识, 养成健康生活方式, 自觉维护和促进自身健康, 理解生老病死的自然规律, 了解医疗技术的局限性, 尊重医学和医务人员, 共同应对健康问题。"——《健康中国行动 (2019—2030 年)》(健康中国行动推进委员会, 2019 年 7 月 9 日)

5. "强化儿童家长为儿童健康第一责任人的理念, 提高儿童家长健康素养。"——《健康中国行动 (2019—2030 年)》(健康中国行动推进委员会, 2019 年 7 月 9 日)

六、推进健康中国行动需要把握好的几个问题

第一, 在定位上, 健康中国行动要坚持大卫生、大健康理念, 强化以人民健康为中心。15 个行动中, 前 6 个是一个板块, 主要针对影响健康的前期因素; 中间 4 个是一个版块, 主要针对重点人群; 后面 5 个是一个版块, 主要针对现阶段威胁健康的重大疾病。将三个版块聚焦到一点, 就是"以人民健康为中心"。

第二, 在策略上, 要预防为主, 强化健康促进与教育。更加注重从源头预防和控制疾病, 用健康促进的策略, 化解疾病压力, 争取以较低成本取得较高健康绩效。特别是, 要更加注重建立完善健康促进与健康教育体系。

第三, 在主体上, 要共建共享, 强化多方参与。医疗卫生的"小处方"决不能丢, 社会整体联动的"大处方"更不能少,

"共建共享"才能产生健康问题治理的强大合力。特别是要强化个人健康责任，形成符合自身特点的健康生活方式。

第四，在目标上，要远近结合，强化可操作性。分阶段确定疾病预防和健康促进行动目标，将目标任务指标化，使行动可衡量、可考核。

第五，在路径上，要选择以较低成本取得较高健康绩效的路径。健康中国行动的基本路径是普及健康知识、参与健康行动、提供健康服务、延长健康寿命。

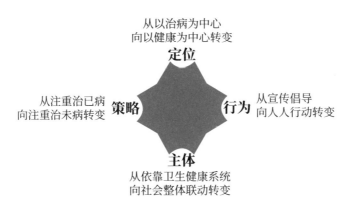

从以治病为中心
向以健康为中心转变
定位

从注重治已病
向注重治未病转变
策略

从宣传倡导
向人人行动转变
行为

主体
从依靠卫生健康系统
向社会整体联动转变

＊ 推进健康中国行动

| 知识链接 |

健康中国行动的基本路径

普及健康知识。把提升健康素养作为增进全民健康的前提，根据不同人群特点有针对性地加强健康教育与促进，让健康知识、行为和技能成为全民普遍具备的素质和能力，实现健康素养人人有。

参与健康行动。倡导每个人是自己健康第一责任人的理念，激发居民热爱健康、追求健康的热情，养成符合自身和家庭特点的健康生活方式，合理膳食、科学运动、戒烟限酒、心理平衡，实现健康生活少生病。

提供健康服务。推动健康服务供给侧结构性改革，完善防治策略、制度安排和保障政策，加强医疗保障政策与公共卫生政策衔接，提供系统连续的预防、治疗、康复、健康促进一体化服务，提升健康服务的公平性、可及性、有效性，实现早诊早治早康复。

延长健康寿命。强化跨部门协作，鼓励和引导单位、社区、家庭、居民个人行动起来，对主要健康问题及影响因素采取有效干预，形成政府积极主导、社会广泛参与、个人自主自律的良好局面，持续提高健康预期寿命。

第六，在实施上，要狠抓落实，强化执行力。健康中国行动是一项大工程，是一批重大行动，政府、社会、个人协同推进，需要强有力的领导，狠抓落实的决心，有效的工作机制。既要有组织、有机构，又要有监测、有考核，才能确保行动取得良好成效。

第七，在技术手段上，要充分运用信息技术手段。数字技术正在强势崛起，正在对经济社会运行和个人行为产生愈演愈深的变革性影响。要充分借力互联网工具与信息化思维，让信息技术强力赋能健康促进行动。在防控新冠肺炎疫情过程中，远程医疗、在线教育、共享平台、协同办公、电商等得到了广泛应用，让我们看到信息技术在帮助这个时代战胜挑战、实现发展方面显示出来的神奇力量。国家要求推进"互联网＋医疗健康"，积极创新健康服务模式，发展基于互联网的健康服务，催生健康新产业、新业态、新模式；充分利用信息技术，丰富健康管理手段，提高管理效果。国家积极鼓励和支持科研机构与高新技术企业深度合作，充分运用互联网、物联网、大数据等信息技术手段，开展大型队列研究，研究判定与预测老年健康的指标、标准与方法，研发可穿戴的老年人健康支持技术和设备。从健康科普的角度，可以让靠谱的专家和靠谱的知识更可及，可以通过日新月异的互联网健康咨询和健康管理工具，更高效、更科学地实现重点疾病的早期预防和早期控制。面对世界上老年人口最多的市场，在互联网技术工具开发应用上，高度重视"适老化"，也就是说，让开发的技术工具更易于被老年人掌握，让提供的技术服务更易于被老年人获得。

第 **6** 章

人人参与，共建共享

——深入开展爱国卫生运动

爱国卫生运动是我们党把群众路线运用于卫生防病工作的成功实践。要总结新冠肺炎疫情防控斗争经验，丰富爱国卫生工作内涵，创新方式方法，推动从环境卫生治理向全面社会健康管理转变，解决好关系人民健康的全局性、长期性问题。

　　——习近平总书记在专家学者座谈会上的讲话（2020年6月2日）

爱国卫生运动是一种中国特有的健康问题治理的社会动员方式，它是中国共产党把群众路线运用于卫生健康工作的伟大创举。1952年，毛泽东同志指出："动员起来，讲究卫生，减少疾病，提高健康水平，粉碎敌人的细菌战争。"从那时到现在，爱国卫生运动经历了近70年的成功实践，不仅对我国维护人民健康作出了历史性贡献，而且对人类治理健康问题贡献了光辉智慧。今天，爱国卫生运动这艘超级"航母"，正肩负着推进健康中国建设的伟大使命，威武远航。

一、爱国卫生运动是人类健康问题治理的伟大创举

1933年，毛泽东同志在《长冈乡调查》一文中指出："疾病是苏区中一大仇敌，因为它减弱我们的力量。如长冈乡一样，发动广大群众的卫生运动，减少疾病以至消灭疾病，是每个乡苏维埃的责任。"可以说，远在革命战争时期，通过宣传发动群众开展群众性的卫生运动来搞好防病工作，就已经被当作关系革命成败的一件大事来看待。

新中国成立之初，城乡疫病横行，群众缺医少药。为了迅速改变旧中国留下来的不卫生状况，迅速遏制传染病严重流行，全国普遍开展了群众性卫生运动。1952年初，美军在整个朝鲜北方和中国的部分地区实施了细菌战，敌人大面积空投苍蝇、跳蚤、蜘蛛。为粉碎敌人的细菌战争，全国上下热烈响应毛泽东同志号召，开展了群众性卫生防疫运动。人民群众把这项运动称为"爱国卫生运动"。运动规模之大，参加人数之多，收效之显著，都是空前的。广大城乡的卫生面貌有了不同

程度的改善。

近70年来，党和政府始终高度重视发挥爱国卫生运动的独特作用，组织动员人民群众解决生产生活中卫生与健康的突出问题，走出了一条成功的卫生健康事业发展的道路。1982年，"开展群众性的卫生活动"写入宪法，确立了爱国卫生运动的法律地位。改革开放以来，通过开展爱国卫生运动，提高全民族的卫生素质，推动物质文明和精神文明"两个文明"协调发展，促进人民身心健康，为我国实现富起来的目标，作出了积极贡献。爱国卫生运动贯穿了我国人民从站起来到富起来再到逐渐强起来的全过程，走过了光辉的历程。

爱国卫生运动也是一场移风易俗、改造国家的深刻改革。爱国卫生运动有一句著名的口号，"以卫生为光荣，以不卫生为耻辱"。我国把每年四月定为爱国卫生月。爱国卫生运动动员全社会同不卫生习惯和环境作斗争，改善和提高生活、环境质量，取得了相当大的成就。

回顾近70年来的实践历程，我们看到，尽管爱国卫生运动在不同历史时期的主要关注点不同，但从整个历程看，这个运动对传染病的防治，起到了积极有效的作用，使国民的患病率逐渐下降，健康水平逐渐提高，有力地促进了生产。爱国卫生运动作出的贡献，体现在我国卫生健康事业所取得的辉煌成就里。这里，我们就不一一罗列了。

爱国卫生运动得到了世界卫生组织的高度赞誉。2017年是中国爱国卫生运动开展65周年，2017年7月5日，世界卫生组织西太区主任申英秀代表世界卫生组织向中国政府颁发"社会健康治理杰出典范奖"。申英秀表示，中国开拓性的举措对全球卫生产生深远影响，爱国卫生运动为跨部门的健康行动提供了最早的典范之一。他用了4个"远在"：（1）远在"健康融入所有政策"成为全球口号之前，中国就已经通过爱国卫生运动践行着这一原则。（2）远在"健康城市"理念诞生之前，爱国卫生运动就已经通过更好的环境和个人卫生创造了它们。（3）远在世界其他国家开始讨论健康的社会决定因素之前，中国就已经制定出了一套解决这些问题的框架。（4）远在世界其他国家认识到以人为本的初级卫生保健的重要性之前，中国就已经在向社区提供这种保健服务。这些"中国经验"激励着其他国家，并提供了可借鉴的模式。

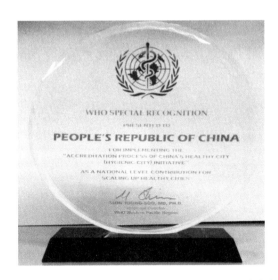

* 2013年WHO授予中国政府"健康（卫生）城市特别奖"，以表彰中国卫生城市创建工作的显著成效

回顾爱国卫生运动的历程，我们看到，它是中国共产党立党为公、执政为民理念的体现，它成功地把社会主义制度的政治优

势、组织优势、文化优势转化为中国人民健康问题治理的动员优势与行动优势，以较低的成本取得了人民健康水平大幅度提高的实际成效。在爱国卫生运动中凝聚的人类健康问题治理的经验和智慧，值得我们认真深入地总结、继承、创新，使它在建成健康中国的伟大实践中，发挥出更大、更独特的作用。

二、深入开展爱国卫生运动推动健康中国建设

从爱国卫生运动的起源看，爱国卫生运动在建设国家、保家卫国的浪潮中兴起，"爱国"是爱国卫生运动的固有基因，把群众广泛动员起来投入"建设"是爱国卫生运动的特征。现在，我国要建设健康中国，建设社会主义现代化强国，爱国卫生运动的强大基因，必将有更加显著的表现。

2015年1月，国务院印发《关于进一步加强新时期爱国卫生工作的意见》，这是时隔25年国务院又一次专题印发指导开展爱国卫生工作的重要文件。它指出，做好爱国卫生工作是解决当前影响人民群众健康突出问题的有效途径，要求坚持政府领导、部门协作、群众动手、社会参与、依法治理、科学指导，充分发挥群众运动的优势，着力治理影响群众健康的危害因素，不断改善城乡环境，切实维护人民群众健康权益，为经济社会协调发展提供有力保障。它提出了四个领域的重点工作任务：一是努力创造促进健康的良好环境；二是全面提高群众文明卫生素质；三是积极推进社会卫生综合治理，深入推进卫生城镇创建，探索开展健康城市建设；四是提高爱国卫生工作水平，积极发挥爱国卫生运动在疾病防控中的统筹协调作用，提高爱

国卫生工作依法科学治理水平，改革创新动员群众的方式方法。

党的十八大以来，爱国卫生运动以健康城镇建设、卫生城镇创建、城乡卫生整洁行动、农村"厕所革命"等为载体，焕发出新的蓬勃生机和活力，并取得了新的显著成效。一个突出的表现就是，健康城市建设进入快车道。2013年12月，我国全面启动了健康城市建设，努力打造卫生城镇的升级版。2016年7月，经国务院同意，全国爱卫办印发《关于开展健康城市健康村镇建设的指导意见》。2016年10月25日，中共中央、国务院印发《"健康中国2030"规划纲要》，提出要把健康城市和健康村镇建设作为推进健康中国建设的重要抓手。2016年11月1日，全国爱卫办印发《关于开展健康城市试点工作的通知》，确定38个国家卫生城市（区）作为全国健康城市建设试点城市，探索可推广的健康城市建设模式。2016年11月21日，在上海第九届全球健康促进大会期间，成功举办2016国际健康城市市长论坛，中外百名市长共同见证《健康城市上海共识》发布。2016年12月27日，国务院印发《"十三五"卫生与健康规划》提出：全面推进健康城市和健康村镇建设。全国爱卫办委托中国健康教育中心作为全国健康城市评价工作办公室，会同复旦大学、中国社会科学院研究制定了《全国健康城市评价指标体系（2018版）》，并根据此指标体系对38个健康城市试点市开展了评价工作，在此基础上完善了评价指标的权重、数据分析评价方法和填报要求，为开展全国健康城市评价奠定了良好基础。总体来看，党的十八大以来，爱国卫生运动组织发动群众开展了一系列活动，有效改善了城乡环境卫生状况，群众健康素养显著提升，疾病防控取得显著成效。

卫生城市创建与健康城市建设的比较

	卫生城市创建	健康城市建设
相同点	党委、政府领导，多部门协作	
	坚持预防为主，综合治理	
	全民共建共享	
不同点	内容：以环境卫生治理为主	内容：全面社会健康管理为主
	标准：强制性、统一性、稳定性	指标：建议性、导向性、灵活性
	形式：评审命名	形式：科学评估
	重点：传染病防治	重点：慢性病、精神疾病

| 知识链接 |

健康城市评价指标体系

一级指标	二级指标	三级指标
健康环境	1.空气质量	（1）环境空气质量优良天数占比
		（2）重度及以上污染天数
	2.水质	（3）生活饮用水水质达标率
		（4）集中式饮用水水源地安全保障达标率
	3.垃圾废物处理	（5）生活垃圾无害化处理率
	4.其他相关环境	（6）公共厕所平均设置密度
		（7）无害化卫生厕所普及率（农村）
		（8）人均公园绿地面积
		（9）病媒生物密度控制水平
		（10）国家卫生县城（乡镇）占比
健康社会	5.社会保障	（11）基本医保住院费用实际报销比
	6.健身活动	（12）城市人均体育场地面积
		（13）每千人拥有社会体育指导员人数比例
	7.职业安全	（14）职业健康检查覆盖率
	8.食品安全	（15）食品抽样检验3批次/千人
	9.文化教育	（16）学生体质监测优良
	10.养老	（17）每千名老年人口拥有养老床位数
	11.健康细胞工程	（18）健康社区覆盖率
		（19）健康学校覆盖率
		（20）健康企业覆盖率

一级指标	二级指标	三级指标
健康服务	12.精神卫生管理	（21）严重精神障碍患者规范管理率
	13.妇幼卫生服务	（22）儿童健康管理率
		（23）孕产妇系统管理率
	14.卫生资源	（24）每万人口全科医生数
		（25）每万人口拥有公共卫生人员数
		（26）每千人口医疗卫生机构床位数
		（27）提供中医药服务的基层医疗卫生机构占比
		（28）医疗卫生支出占财政支出的比重
健康人群	15.健康水平	（29）人均期望寿命
		（30）婴儿死亡率
		（31）5 岁以下儿童死亡率
		（32）孕产妇死亡率
		（33）城乡居民达到《国民体质测定标准》合格以上的人数比例
	16.传染病	（34）甲乙类传染病发病率
	17.慢性病	（35）重大慢性病过早死亡率
		（36）成人高血压患病率
		（37）肿瘤发病率
健康文化	18.健康素养	（38）居民健康素养水平
	19.健康行为	（39）15 岁以上人群吸烟率
		（40）经常参加体育锻炼人口比例
	20.健康氛围	（41）媒体健康科普水平
		（42）注册志愿者比例

*《全国健康城市评价指标体系（2018版）》

新冠肺炎疫情发生后，习近平总书记强调，要总结新冠肺炎疫情防控斗争经验，丰富爱国卫生工作内涵，创新方式方法，推动从环境卫生治理向全面社会健康管理转变，解决好关系人民健康的全局性、长期性问题。要全面改善人居环境，加强公共卫生环境基础设施建设，推进城乡环境卫生整治，推进卫生城镇创建。要倡导文明健康绿色环保的生活方式，开展健康知识普及，树立良好饮食风尚，推广文明健康生活习惯。要推动将健康融入所有政策，把全生命周期健康管理理念贯穿城市规划、建设、管理全过程各环节[1]。

为深入贯彻习近平总书记关于爱国卫生工作的重要指示精神，落实党中央、国务院决策部署，2020年11月，《关于深入开展爱国卫生运动的意见》发布。强调要继承和发扬爱国卫生运动优良传统，充分发挥爱国卫生运动的制度优势、组织优势、文化优势和群众优势，将爱国卫生运动与传染病、慢性病防控等紧密结合，全面改善人居环境，加快形成文明健康、绿色环保的生活方式，有效保障人民群众健康。要求坚持以人民健康为中心，总结推广新冠肺炎疫情防控中的有效经验做法，突出问题和结果导向，强化大数据应用和法治化建设，着力改善人居环境，有效防控传染病和慢性病，提高群众健康素养和全民健康水平，为实现健康中国目标奠定坚实基础。

围绕推动健康中国建设，新时期爱国卫生运动的重点任务：

完善公共卫生设施，改善城乡人居环境。以重点场所、薄弱环节为重点，全面推进城乡环境卫生综合整治，建立健全环境卫生管理长效机制，补齐公共卫生环境短板；加快垃圾污水治理，逐步实现城市生活垃圾减量化和资源化、无害化处理，建立完善农村垃圾收运处置体系，开展垃圾源头减量、就地分类和资源化利用；全面推进厕所革命，有效改善厕所环境卫生状况；切实保障饮用水安全；强化病媒生物防治。

开展健康知识科普，倡导文明健康、绿色环保的生活方式。

1.参见《人民日报》2020年6月3日第1版。

培养文明卫生习惯，引导群众践行健康强国理念；倡导自主自律健康生活，加大健康生活方式科普力度，引导群众主动学习掌握健康技能，养成戒烟限酒、适量运动、合理膳食、心理平衡的健康生活方式，有效预防高血压、糖尿病等慢性病；践行绿色环保生活理念，积极开展生态道德宣传教育，增强节约意识、环保意识和生态意识，大力开展节约型机关、绿色家庭、

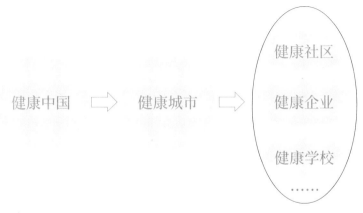

＊ 健康中国、健康城市与健康细胞

1.营造健康环境
● 完善城乡环境卫生基础设施
● 深入开展城乡环境卫生整治行动
● 加强饮用水安全管理
● 改善大气、水、土壤等环境质量
● 发展绿色建筑和低碳安全交通体系

2.构建健康社会
● 开展健康"细胞"工程建设
● 提高城乡基本公共服务水平
● 完善公共安全保障体系
● 健全社会救助体系，保障老年人、残疾人、孤儿等特殊群体权益

3.优化健康服务
● 建立全民健康管理体系
● 健全城乡基层医疗卫生服务体系
● 提高疾病预防控制和卫生应急能力
● 扶持发展中医药健康服务
● 促进养老服务发展

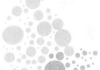

4.培育健康人群
● 建设健康支持性环境，促进全民健身活动
● 强化妇幼保健和计划生育
● 加强健康教育和健康促进
● 倡导健康生活方式

5.发展健康文化
● 开展多角度多层次全方位的健康知识宣传
● 移风易俗改变陈规陋习和不健康生活方式
● 鼓励和支持健康文化产业发展
● 健全市民公约村规民约等社会规范

＊ 健康城市重点建设领域

绿色学校、绿色社区创建等行动，倡导简约适度、绿色低碳生活，引导群众争做生态环境的保护者、建设者；促进群众心理健康，传播自尊自信、理性平和、乐观积极的理念和相关知识，引导形成和谐向上的家庭和社会氛围。

加强社会健康管理，协同推进健康中国建设。大力推进卫生城镇创建，鼓励各地积极主动创建国家卫生城镇，有效破解环境卫生管理难题，打造良好生活环境；全面开展健康城市建设，适应经济社会发展和健康中国建设需要，打造卫生城市升级版，建成一批健康城市建设样板；加快健康细胞建设，制定健康村镇、健康社区、健康单位（企业）、健康学校、健康家庭等健康细胞建设标准，引导、规范和加快各地健康细胞建设，筑牢健康中国建设的微观基础。

三、助推健康中国行动，协同推进健康中国建设

2020年11月《关于深入开展爱国卫生运动的意见》发布，部署了新时期的爱国卫生运动，明确要求"修订完善健康城市建设评价指标体系，将健康中国行动相关要求纳入评价范围，探索开展基于大数据的第三方评价，推动健康中国行动落地见效"。由此可见，作为健康中国建设的两个重要平台，爱国卫生运动与健康中国行动是高度同向的，二者相互协同推进。

都是坚持以人民健康为中心，坚持"共建共享，全民健康"这个路径，坚持政府主导、跨部门协作、全社会动员，预防为主，着力改善人居环境，有效防控传染病和慢性病，提高群众健康素养和全民健康水平，提高社会健康综合治理能力，为实

现健康中国目标奠定坚实基础。

都是盯住健康提升的短板，与传染病、慢性病防控等紧密结合，着眼于改善人居环境与生活方式，有效保障人民群众健康。

都强调要开展健康知识科普，倡导文明健康、绿色环保的生活方式，培养文明卫生习惯，倡导自主自律健康生活，践行绿色环保生活理念。二者都强调要加强社会健康管理，协同推进健康中国建设。

都强调把全生命周期健康管理理念贯穿到实际工作中去，强化健康风险防控，从源头上消除影响健康的各种隐患，全力推动将健康融入所有政策。

都致力于加强心理健康科普宣传，传播自尊自信、理性平和、乐观积极的理念和相关知识，引导形成和谐向上的家庭和社会氛围，在传染病、地震、洪涝灾害等突发公共事件处置中开展社会心理健康促进和心理疏导、危机干预。新时期爱国卫生运动把促进群众心理健康纳入重点任务，这也是在新形势下对开展健康中国行动的有力促进。

四、加快推进形成文明健康、绿色环保的生活方式

倡导文明健康绿色环保的生活方式是新时期爱国卫生运动的重要任务，要开展健康知识普及，树立良好饮食风尚，推广文明健康生活习惯。

（一）做文明的事，文明地做事

在日常工作和生活中，观察一个人的卫生习惯，很容易从

一个特定的侧面，考察出这个人的文明程度。培育文明卫生习惯非常重要。

当前，在培养文明卫生习惯方面，有一些特别需要加强的环节。比如，推广不随地吐痰、正确规范洗手、室内经常通风、科学佩戴口罩、保持社交距离、注重咳嗽礼仪、推广分餐公筷、看病网上预约等。新冠肺炎疫情防控的实践证明，养成这些好习惯，对于筑牢传染病防控第一道防线，实在是太重要、太有效了。

我国有着悠久灿烂博大精深的饮食文化，《舌尖上的中国》感动了许多观众。这是不是说，我们在饮食习惯方面已经没有什么需要改进的呢？不是的，我们还要与时俱进培育更好的饮食风尚。近年来，国家一直在倡导"三减"，也就是减油、减盐、减糖，这个"三减"行动需要深入开展。2020年新冠肺炎疫情暴发，公众认识到，野生动物致病风险威胁人身安全健康。全国人大常委会作出了关于全面禁止非法野生动物交易、革除滥食野生动物陋习、切实保障人民群众生命健康安全的决定，野生动物保护法也得到了修订，在立法目的中增加了防范公共卫生风险的内容，要求从源头上防控重大公共卫生风险，坚决取缔和严厉打击非法野生动物市场和贸易，强化全链条监督管理。我们要在饮食中，体现人类文明的进步，革除滥食野生动物的陋习。还要积极推广分餐制，倡导聚餐使用公勺公筷，形成文明卫生进餐的良好习惯。主动加强小餐饮店、小作坊等食品生产经营场所环境卫生的整治，主动推进餐饮业的"明厨亮灶"。做好生活垃圾分类投放。总之，我们不仅要落实"公民是自己健康的第一责任人"，还要落实个人对公共卫生与公众健康的相关责任。

（二）做健康的事，健康地做事

观察周围的人，我们可以发现，健康长寿的人经常做的事情都是很健康的，如果你也有像他们那样的生活方式，那么，恭喜你，相信你会有一个健康的未来。

健康的事情经常做，天天做，就形成了健康的生活习惯与行为方式，好的生活习惯与行为方式对健康的影响占60%，因此，对于促进健康来说，养成好的生活习惯与行为方式至关重要。遗憾的是，太多的人在成长发育过程中，对一些不健康的行为掉以轻心，养成了坏习惯，其后果在经过了漫长的时间之后，开始逐渐显现，导致了疾病的发生，影响了生命的长度及其质量。对于健康来说，不良习惯犹如蚂蚁啃骨头，犹如水滴石穿，它不断地啃噬着健康，真可谓"毁人不倦"。

我国居民的死亡原因中，排在前面的主要是各种慢性疾病。由于这些慢性病大量发生，它们都已经成为"常见病"。人们听起来感到麻木了，似乎不再像许多年前那样，谈病色变，但是这些病一旦发现并确诊到了自己身上，不少人心理上又会"瞬间崩塌"。其实，这些常见的慢性病，大都与长期不健康的生活习惯密切相关。

在我国，道路交通伤害也是危害健康甚至导致死亡的重要原因之一。如果细致地分析它的发生机理，其中也有许多悲剧的发生可以归因为不良的生活习惯。所以，为了远离疾病与伤害，养成并保持健康的习惯至关重要。正如一句格言所说："一个好习惯，就是一个金不换。"

养成"做健康的事，健康地做事"的习惯，如同读书学知识一样，越早受益越大。虽然任何时候读书都是"开卷有益"，但是，掌握知识与规律越早，人生受益的时候就越多。健康地生活也是这样的道理。我们都有这种人生经验：临渴掘井不行。人在感到口渴难忍的时候再去喝水，已经对健康产生了影响。许多人在得了严重的慢性病之后，才开始纠正那些长期自我戕害的习惯，比如得上肺癌、心脑血管疾病之后才开始戒烟，这虽然对治疗有利，但往往为时已晚，悔已晚矣！

其实，养成健康的生活方式，并不需要特别的花费，都是普普通通能够做到的事情。比如，在日常生活中，要注重饮食有节、起居有常、动静结合、心态平和；要讲究个人卫生、环境卫生、饮食卫生，勤洗手、常洗澡，早晚刷牙、饭后漱口，不共用毛巾和洗漱用品，不随地吐痰，咳嗽、打喷嚏时用胳膊或纸巾遮掩口鼻；不吸烟，吸烟者尽早戒烟，少喝酒，不酗酒，拒绝毒品。积极参加健康有益的文体活动和社会活动。

（三）自主自律的健康生活，就是自尊自爱的智慧生活

提高居民开展自我健康管理的认识、知识与能力水平，着力塑造自主自律的健康行为，养成健康的生活方式，自觉维护和促进自身健康，是提高全民健康水平最根本、最经济、最有效的措施之一。从这个意义上讲，自主自律的健康生活，就是自尊自爱的智慧生活。

国家倡导文明健康、绿色环保的生活方式，其中一个重要内容就是，倡导自主自律的健康生活。在中共中央、国务院印发的《"健康中国2030"规划纲要》中，高度重视"塑造自主

自律的健康行为"，明确提出，要强化个人健康责任，提高全民健康素养，引导形成自主自律、符合自身特点的健康生活方式，有效控制影响健康的生活行为因素，形成热爱健康、追求健康、促进健康的社会氛围；要持续推进覆盖全生命周期的预防、治疗、康复和自主健康管理一体化的国民健康信息服务。健康中国行动推进委员会发布的《健康中国行动（2019—2030年）》，不仅强调每个人是自己健康的第一责任人，而且强调个人对家庭和社会都负有健康责任；强调各方面共同应对健康问题，特别是鼓励和引导居民个人与单位、社区、家庭都行动起来，对主要健康问题及影响因素采取有效干预，形成政府积极主导、社会广泛参与、个人自主自律的良好局面，持续提高健康预期寿命。

按照公民是自己健康第一责任人的理念，积极参与健康行动。我国居民热爱健康、追求健康的热情，需要更为充分地激发出来，努力养成符合自身和家庭特点的健康生活方式，合理膳食、科学运动、戒烟限酒、心理平衡，实现健康生活少生病。个人可以在家庭医生或专业人士指导下制订运动方案，选择适合自己的运动方式、强度和运动量，减少运动风险。特别是老年人，要量力而行，选择与自身状况相适应的运动方式。对于特殊人群，比如孕妇、慢性病患者、残疾人等，建议在医生和运动专业人士的指导下进行运动。为了追求身心共同健康，要学会调整自己的状态，合理设定自己的目标，积极参加社会活动，培养健康的兴趣爱好。这些方面所体现的，都是自主自律的要求。

为帮助个体形成自主自律、符合自身特点的健康生活方式，需要国家和社会打造有力的支持氛围。需要充分发挥权威专家作用，加大健康生活方式科普力度，引导群众主动学习掌握健康技能，养成健康生活方式，有效预防慢性病。为促进妇女、儿童、青少年、职业人群、老年人等重点人群的健康，需要针对他们的健康问题，加强精准宣传和健康干预。对于青少年学生，需要以多种教育教学形式，进行健康促进与健康干预。为控制烟草危害，需要进一步加大力度、加快速度，广泛开展无烟机关、无烟家庭、无烟医院、无烟学校等无烟环境建设。为发挥体育在健康中的重要作用，国家要健全全民健身公共服务体系，完善体育健身设施，实施国家体育锻炼标准，广泛开展全民健身赛事活动，加强科学健身指导服务，营造良好的全民健身氛围。

（四）绿色环保的生活方式是个人的金山银山

长寿的人，一般都"不懒"。特别是早晨起来之后，喜欢走动走动。《黄帝内经》讲，"广步于庭"，在这里，"广"就是多，"步"就是散步，"庭"是院子。整个词的意思就是，起来后，就在院子里多散散步。这是最容易做到的。这种运动，很多人都喜爱，而且特别容易坚持下去。

我们看到，身边有许多身体健康的人，他们一般都喜爱安步当车。在出行的时候，只要是能走路的时候，就绝不乘坐交通工具。尽量采取低碳出行的方式，可以用好上下班的机会，给自己的身体以及时、足够的运动。这种方式，不仅能够避免常见的肥胖，而且有利于健康环境的构建。

在日常生活中，低碳出行往往也是低成本出行。这种低成本不仅直接体现在交通成本上，而且体现在能够预防疾病、维持健康的机能上。且行且健康，惠而不费，利人利己，值得奉行。在这方面，国家重视在宏观层面上提供便利，比如，完善城市慢行系统，优先发展公共交通，加快构建绿色低碳交通体系，大力倡导绿色出行。

绿色的生活方式，可以表现在清淡饮食上。我们看那些体检指标良好的人，一般都钟爱清淡饮食，蔬菜、水果、五谷杂粮，青睐那些比较自然、清淡、新鲜的食物。他们大都不怎么吃高脂肪的食物、腌制和烟熏的食物，对"肥甘厚腻"敬而远之。这样的饮食，一般都比较简便和便宜，生活成本相对也比较低。长期这样做，往往肠胃更好，罹患癌症、心脑血管疾病、三高（高血压、高血脂、高血糖）的风险也更低，不仅饮食上花费少，疾病上花费也较少。

现在，我们国家在对绿色环保生活理念的认识上，有了更大的文明进步。现在所说的"讲道德"，包括讲"生态道德"。生态道德，又称环境道德，它是对人类保护生态环境的道德要求，与其他道德要求一样，也是对人们行为产生影响的基本道德规范，也要对人们的行为起指导和制约作用。可以说，生态道德有利于从保护环境、节能减排、治理污染等方面，推动形成良好的社会风尚。当前，我国生态道德建设水平，还不能很好地适应发展的需要，需要从生产、生活、消费等多方面着力，推动全社会自觉贯彻生态道德理念，积极开展生态道德宣传教育，引导群众尊重自然、顺应自然、保护自然，切实增强节约意识、环保意识和生态意识。在具体生活实践中，要开展节约型机关、绿色家庭、绿色学校、绿色社区创建等行动，倡导简约适度、绿色低碳生活，引导群众争做生态环境的保护者、建设者。倡导珍惜水、电等资源能源，树立爱粮节粮等意识，拒绝"舌尖上的浪费"。倡导使用环保用品，推动替代和限制塑料产品的使用，加快推进不可降解塑料袋、一次性餐具等的限制禁止工作，解决过度包装问题。

　　加快形成文明健康、绿色环保的生活方式，能够更好地改善人居环境，更有效地保障人民群众健康。如果说，社会的绿水青山的生产方式就是金山银山，那么，个人的绿色环保的生活方式也是金山银山。一个人，如果能够坚持遵从文明健康、绿色环保的生活方式，那么我们就要恭喜他——好的生活方式将带来更美好的生活！

第 **7** 章

单丝不成线，独木难成林

——建设健康中国要"形成体系"

这项工程极为宏大，零敲碎打调整不行，碎片化修补也不行，必须是全面的系统的改革和改进，是各领域改革和改进的联动和集成，在国家治理体系和治理能力现代化上形成总体效应、取得总体效果。

——习近平总书记在省部级主要领导干部学习贯彻十八届三中全会精神全面深化改革专题研讨班上的讲话（2014年2月17日）

健康中国建设是一项系统工程，涉及多个主体、多个领域、多个行业、多个层面，必须以创新、协调、绿色、开放、共享发展理念为指导，坚持系统观念，形成体系，推进健康中国建设高质量发展。

一、优质高效的整合型医疗卫生服务体系

（一）优质高效整合型医疗卫生服务体系的基本内涵

构建整合型医疗卫生服务体系是近年来全球医改最为显著的发展趋势和重要内容。2016 年，世界卫生组织提出了整合型医疗卫生服务体系的基本框架，并将其作为实现可持续发展目标的全球卫生发展战略。按照世界卫生组织的定义，整合型医疗卫生服务体系（Integrated Delivery System，IDS）就是根据人们不同生命阶段的需要，卫生体系内不同层级机构通过协作进行健康促进、疾病预防、诊断治疗、康复和临终关怀等连续性服务的提供和管理。其核心理念在于以人为本，确保患者在最合适的场所得到适当、及时、公平、可负担的高质量卫生服务，实现医疗卫生服务的整合[1]。

从医疗卫生服务供给侧来看，整合型医疗卫生服务体系的层次可分为部门整合、机构整合与服务整合。部门整合主要表现为医疗卫生服务筹资体系和医疗卫生服务部门间协作与整合，是各部门在医疗卫生服务资金筹集与使用、服务生产和提供方面合作的制度化。机构整合，即为资源整合，可以分为横向整合和纵

1.姚常房,孙梦.整合型医疗服务体系什么样[J].中国卫生,2019(1):90–92.

向整合。横向整合指的是不同类型医疗卫生服务的资源整合，纵向整合指的是不同级别、服务水平的医疗卫生服务机构整合。服务整合是需求驱动下服务意识提高和服务模式变革下的新实践方式，分为临床服务与支持功能整合两个部分，前者包括初级卫生保健、全科、专科、康复、护理等的整合，形成连续的临床路径和规范；后者主要是利益共享协调机制、激励约束机制、资源配置机制、信任机制等关键机制和支持系统[1]。

通常认为，优质高效的整合型医疗卫生服务体系的核心是真正的以人为本、以健康为中心、基于价值的整合型医疗卫生服务体系[2]。构建中国特色优质高效的整合型医疗卫生服务体系，就是要着眼推动我国医疗卫生服务高质量发展，构建"优质的服务，高效的体系"：优质的服务是以病人为中心，以质量为生命，增加优质医疗资源、优质医疗服务的供给，强化和丰富优质全程服务的内涵，为百姓提供公平、可及、全方位、全生命周期的健康服务；高效的体系是指卫生资源配置、医疗资源利用和健康产出高效，通过建立协同、整合的功能模块弥补体系中的薄弱环节，更好地实现经济效益与社会效益。

（二）优质高效医疗卫生服务体系建设的主要内容

2017年，《中国健康事业的发展与人权进步》白皮书提出要加快建立优质高效的整合型医疗卫生服务体系。我国在医疗

1.金春林，李芬. 整合型医疗卫生服务：实施路径与中国实践 [M]. 北京：科学出版社，2020.
2.梁万年. 构建优质高效的医疗卫生服务体系 [J]. 中国卫生，2019(1):78.

联合体建设、家庭医生签约、以人为本的整合型卫生服务构建等方面做了许多探索。从"看上病"到"更舒心"——让信息多跑路, 群众少跑腿。"指尖上的医院"送药品、送服务、送技术, 预约挂号, "一站式"结算等"智慧医疗"举措将让就医效率高一点、"堵心"少一点。社会办医机构前置审批等"玻璃门""天花板"将进一步被打破, 更优质、更高效的多元办医格局让百姓"有得选、选得多"。

近年来, 福建省三明市统筹推进医疗、医保、医药"三医"联动改革, 破除以药补医机制, 探索建立维护公益性、调动积极性、保障可持续的运行新机制, 为全国医改树立了榜样。从基本入手, 从基层改起, 分层次推进。健康中国背景下深化医改的特点可总结为: 注重实效性, 推动医改由打好基础转变为提升质量; 注重长期性, 推动医改由形成框架转变为制度建设; 注重综合性, 推动医改由单项突破转变为系统集成和综合推进。2017年5月, 国际医学杂志《柳叶刀》将中国列为全球医疗进步最大的5个国家之一。"中国医改这一世界上规模最大的医药卫生体制改革项目将为全球健康治理贡献宝贵方案。"世界卫生组织驻华代表施贺德说。2020年以来, 在抗击新冠肺炎疫情过程中, 医疗卫生服务体系发挥了重大作用, 特别是公立医院承担了最紧急、最危险、最艰苦的医疗救治工作, 发挥了主力军作用。

| 知识链接 |

福建省三明市的医改实践

党的十八大以来, 习近平总书记多次主持中央深改委会议研究医改重大决策，作出一系列重要指示批示，多次听取三明医改情况汇报，充分肯定三明医改经验，强调要做好总结推广。2021年3月，习近平总书记在考察三明医改时再次强调："三明医改效果是好的，改革经验是有价值的，值得各地因地制宜借鉴。"三明医改的精髓，主要有以下几个方面[1]：

一是改革整体联动。三明市党委、政府高度重视医改工作，坚持人民至上、敢为人先，党政一把手亲自抓医改、一抓到底，由一位政府负责同志统一分管医疗、医保、医药工作，统筹协调"三医"联动改革，开展药品集中带量采购，降价腾出的空间主要用于调整医疗服务价格，并及时纳入医保支付，总体上不增加群众负担。

二是完善医改经济政策。全面落实政府对公立医院的投入责任，将基本建设等大额支出纳入政府预算管理。建立医疗服务价格动态调整机制。这几年改革以来，先后9次调整医疗服务价格，达数千项次，更好地体现了医务人员医疗技术劳动价值，也使公立医院收入结构得到了优化。实行按疾病诊断相关分组收付费改革，结余资金补偿给医院。

三是健全医院内部激励和约束机制。深化薪酬制度改革，实行全员目标薪酬制、年薪计算工分制，切断个人薪酬与科室收入之间的联系。三明医改，在这一点上做得非

1.国务院医改领导小组秘书处、国家卫生健康委2021年7月6日为推广三明医改经验举行的发布会。

常有成效。实行党委书记、院长和总会计师年薪制，年薪由政府财政预算安排，根据考核的结果来发放。医务人员收入逐年增长，人员支出占公立医院业务支出的比例由改革前的25%提高到2020年的46%，公立医院运行中支出结构也得到了优化。同时，强化对医疗机构监督管理，每年对医院主要责任人和相关的其他责任人进行考核，对医院运行情况进行监测、分析、评价。

四是推动医疗资源下沉。建立紧密型县域医共体，在每个县组建总医院，整合医疗卫生资源，健全健康绩效考核评价的机制，引导医疗卫生工作重心下移、资源下沉，促进医防协同，建立健康"守门人"制度。将医保基金、基本公共卫生服务经费和政府补助经费，打包给总医院，结余留用，合理超支分担，促进从"以治病为中心"转向"以健康为中心"。

三明医改从实际出发，大胆实践、勇于创新，打出了一套适合三明实际情况的医改组合拳，也为各地因地制宜推广积累了非常好的经验。

优质高效的、完善的医疗卫生服务体系是建成健康中国的重要组成内容。未来健康中国建设的一个重大任务，就是要通过共同努力，建成体系完善、布局合理、分工明确、功能互补、密切合作、运行高效、富有韧性的优质高效的整合型医疗卫生服务体系。"十四五"时期医疗卫生服务体系建设更加注重四个方面：强化"早期预防和医防协同""优质扩容和深度下沉""质量提升和均衡布局""中西医并重和优势互补"；强调坚持"统筹规划分级负责""关口前移医防协同""提高质量促进均衡""改革创新揭榜挂帅""中西并重特色发展"等基本原则，集中力量解决一批全国性、跨区域的大事、急事和难事，为全面推进健康中国建设提供强有力的支撑。

| 知识链接 |

"十四五"时期优质高效医疗卫生服务体系建设重大工程

一、公共卫生防控救治能力提升工程

支持现代化疾病预防控制体系、国家重大传染病防治基地和国家紧急医学救援基地等3个方向的项目建设。

加强国家—省—市—县级疾控机构建设。

依托高水平综合性医疗机构，布局建设国家重大传染病防治基地。

在全国范围内以省为单位开展国家紧急医学救援基地建设。

二、公立医院高质量发展工程

支持国家医学中心、区域医疗中心建设，推动省域优质医疗资源扩容下沉等3个方向的项目建设。

依托医学水平突出、影响力强、积极性高的医院，围绕关系人民健康的全局性、长期性问题，建设若干国家医学中心。

进一步扩大区域医疗中心建设地区、输出医院和专科范围，同步将承担输出任务的高水平医院纳入区域医疗中心建设。

遴选建设120个左右省级区域医疗中心，加强脱贫地区、三区三州、中央苏区、易地扶贫搬迁安置地区县级医院建设。更好地满足群众就近享有高水平医疗服务需求。

三、重点人群健康服务补短板工程

支持妇女儿童健康服务能力、心理健康和精神卫生服务能力，康复医疗"城医联动"等3个方向的项目建设。

支持每省份1个省级妇产项目和1个儿科项目建设，支持分娩量较大、人口较多的地市级妇幼保健机构项目建设。

支持每省建好1所省级精神专科医院或综合医院精神病区。

以地级市为单位，实施"城医联动"项目，将部分有一定规模、床位利用率不高的二级医院转型改建为康复医疗机构和护理院、护理中心，全面提高全方位全生命周期健康服务能力。

四、促进中医药传承创新工程

支持国家中医医学中心、区域中医医疗中心、国家中医药传承创新中心、国家中医疫病防治基地、中西医协同"旗舰"医院、中医特色重点医院和名医堂等5个方向的项目建设。

建设30个左右国家中医药传承创新中心。

建设35个左右、覆盖所有省份的国家中医疫病防治基地。

建设50个左右中西医协同"旗舰"医院。

遴选130个左右中医特色突出、临床疗效显著、示范带动作用明显的地市级重点中医医院。

分层级规划布局建设一批名医堂。

（三）优质高效整合型医疗卫生服务体系构建的发力点

"十四五"时期，从需求侧看，我国公共卫生安全形势仍然复杂严峻，突发急性传染病传播速度快、波及范围广、影响和危害大，慢性病负担日益沉重且发病呈现年轻化趋势，职业健康、心理健康问题不容忽视。随着人民生活水平不断提高和人口老龄化加速，人民群众健康需求和品质要求持续快速增长。从供给侧看，医疗卫生服务体系结构性问题依然突出。

一是解决现有医疗卫生体系服务的"上、下"延伸整合。向下延伸包括医养结合、康复、长期护理、临终关怀等在内的供给系统，以及包括部分心理、营养等项目；向上延伸则是发展高端医疗服务内容，在满足更高层次健康需求的同时，使其与公立医院提供的基础医疗服务相剥离，比如美容、抗衰老等近几年兴起的非基本医疗需求，形成全链条的健康服务体系。服务体系的延伸不能仅仅集中在项目与机构上，更重要的是机构运行的政策环境，例如各个机构提供服务的补偿、收支、人力资源配置、规范、标准以及治理等问题都要同步完善。

二是医疗、公共卫生两大体系的融合，解决好防治结合的问题。扩展整合型服务体系的组成部分，可考虑和体育、旅游及文化等有效结合，发挥整合型体系的特色，拓展到社会治理的大系统中去。例如街道、村委会等其他部门，非政府组织、志愿者组织等。此外，还要考虑如何在体系上进一步动员社会力量。

三是扩容与强基。"扩容"指医疗机构和公共卫生机构规模的扩大，其核心是优质资源的扩容，在这一方面，国家医学中心、区域医学中心等项目建设需要进一步强化。同时，想使现有的医疗服务和公共卫生体系变强，要从动力机制和效能机制入手，从文化、服务模式等方面切入实行变革。

四是合力共创。优质高效整合型医疗卫生服务体系应由政府主导、多部门共同构建而成，不是卫生系统单打独斗的"独角戏"。同时，整合型医疗卫生服务体系应是全社会参与的，以健康体系为核心的共建共享平台，需多方合力解决百姓的健康问题。

二、完善的全民健身公共服务体系

2013年8月31日，习近平总书记在辽宁沈阳会见全国群众体育先进单位和先进个人、全国体育系统先进集体和先进工作者时指出："发展体育运动，增强人民体质，是我国体育工作的根本方针和任务。全民健身是全体人民增强体魄、健康生活的基础和保障，人民身体健康是全面建成小康社会的重要内涵，是每一个人成长和实现幸福生活的重要基础。我们要广泛开展全民健身运动，促进群众体育和竞技体育全面发展。各级党委和政府要高度重视体育工作，把体育工作放在重要位置，切实抓紧抓好。"《关于全面加强和改进新时代学校体育工作的意见》《关于深化体教融合促进青少年健康发展的意见》《综合防控儿童青少年近视实施方案》……一系列重磅文件，为少年儿童健康成长保驾护航。

全民健身公共服务的目的是满足社会全体成员的多层次的参与体育活动的需求，既要促进社会体育组织或企业发展的需要，还要满足不同人群、不同阶段受众对体育活动参与的不同需求。"十四五"规划中有关全面推进健康中国建设的内容提出完善全民健身公共服务体系。关于如何构建全民健身公共服务体系、如何推动全民健身工作从"有没有"到"优不优"高质量的转化，亟须建立完善的全民健身公共服务体系。

（一）全民健身公共服务体系的组成

全民健身公共服务体系是指政府为满足全体人民健身需求而提供的各种公共体育服务组成的有机整体，是全民健身领域政府服务能力和服务程度的整体体现。全民健身公共服务体系是整合社会体育资源的保障系统，通过协调、组织、统筹分配体育资源为社会个体供给体育公共服务产品和服务，以实现公民平等获得体育健身的权利，全民健身公共服务体系由全民健身公共服务供给、产品系统、监督保障、服务对象系统等构成的整体系统的制度安排。

（1）全民健身公共服务供给体系。从政府部门看，全民健身公共服务的提供既是政府体育部门的主要职责，也涉及财政部、教育部、文化部、住建部、民政部等其他相关政府部门；从层次上看，包括中央政府、地方政府、基层政府以及全民、社区、青少年健身体育俱乐部等各类公益性基层体育组织。全民健身公共服务的供给者可以是私人企业、第三部门、体育社会组织甚至消费者本人。

（2）全民健身公共服务产品系统。包括全民健身基础设施服务、管理机构服务、组织机构服务、教育经费服务、指导者服务、制度创新服务、信息网络服务、国民体质监测促进服务。

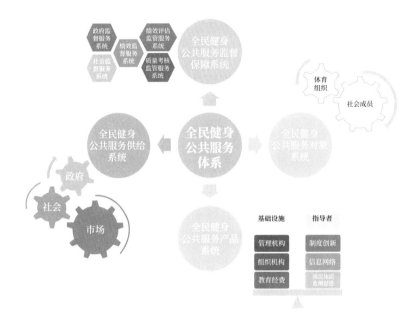

* 全民健身公共服务体系

（3）全民健身公共服务监督保障系统。包括绩效监督服务系统、质量考核监管服务系统、绩效评估监管服务系统、政府监督服务系统、社会监督服务系统。

（4）全民健身公共服务对象系统。包括体育组织（社会体育组织、体育企业）、社会成员（特别是老年人、青少年、妇女、儿童等）。

（二）全民健身公共服务体系标准化建设

标准化是人类在长期生产实践过程中摸索和创立的一门科学。主要是对科学、技术与经验领域内共同使用和重复使用的事物和概念制定规范性文件的活动，其目的在于规范社会行为。20世纪初，公共服务标准化的观念得到了广泛的传播，并在西方发达国家的公共服务领域中得到广泛应用。之后，兴起的新公共管理理论极大地促进了政府公共服务标准化的发展，其中最重要的一个方面就是通过公共服务标准化来提升公共服务品质[1]。

理论和实践研究都表明，全民健身公共服务是否实现了均衡，必须建立在某种衡量标准上。在体育国际化新形势下，建设与国际接轨，标准化、科学化的全民健身公共服务体系显得尤为迫切。全民健身公共服务体系标准化是保证全民健身公共服务水平、范围、均等化程度的基本参照系，是政府提高全民健身公共服务均等化水平的重要方法和手段。当前，加强全民健身公共服务标准建设，用统一的标准确定公民有权享有的全民健身公共服务范围，进而建立一套结构完整、条理清晰、目标明确和易于操作的全民健身公共服务体系标准，对于加强政府体育部门公共服务能力建设、塑造良好的政府形象、满足公众的全民健身公共服务需求等都具有重要的意义。

在我国，健身促进健康的理念深入人心，公众对健身的积极主动性也空前高涨，在这种需求的推动下，全民健身公共服务体系标准化的构建显得十分关键和必要。完善的全民健身公共服务体系标准化建设的指标设置需要充分考虑服务的获得感、参与度、质量和社会效益，在服务范围、服务项目、保障水平和服务质量等方面确定标准，以切实提高全民健身公共服务的提供、管理和服务的标准化水平。

1.王莉,孟亚峥,黄亚玲,等.全民健身公共服务体系构成与标准化研究[J].北京体育大学学报,2015,38(3):1-7.

| 知识链接 |

全民健身公共服务体系标准化建设的主要内容

场地设施服务	推进基本公共体育服务体系建设，统筹建设全民健身场地设施，建设一批体育公园、社区健身中心等全民健身场地设施，推进建设城市慢跑步行道、绿道，努力打造百姓身边"15分钟健身圈"，让想健身的群众有适当的场所
	县以上设立公共体育场，有周长400m标准田径跑道，105m×68m标准足球场
	县以上设立全民健身活动中心，建有综合运动场地、体能训练场地和设施
	乡镇（街道）综合文化站有专门体育活动场地，室外活动场地配置篮球架、足球门、羽毛球柱等，配置灯光照明设施，配置1套全民健身路径
	村（社区）综合文化服务中心有专门体育活动场地，室外活动场地配备一个标准篮球场和两个乒乓球台
	完善财政补助、服务收费、社会参与管理运营、安全保障等措施，推行公共体育设施免费或低收费开放，确保公共体育场地设施和符合开放条件的企事业单位体育场地设施全部向社会开放
体育运动、竞赛服务	大力发展群众喜闻乐见的运动项目，鼓励开发适合不同人群、不同地域特点的特色运动项目，扶持推广太极拳等民族民俗民间传统运动项目
	市、县、乡、村每年组织形式多样的全民健身竞赛与活动
网络信息服务	加强全民健身组织网络建设，扶持和引导基层体育社会组织发展
	加强全民健身科技创新平台和科学健身指导服务站点建设
	加强全民健身政策、法规信息的宣传与解读工作
	发布全民健身知识信息，县、乡镇（街道）、村（社区）免费提供科普性健身读物或活页
	加大全民健身日及相关大型健身活动的宣传力度
体医融合服务	发布体育健身活动指南，发挥全民科学健身在健康促进、慢性病预防和康复等方面的积极作用
	建立完善针对不同人群、不同环境、不同身体状况的运动处方库，推动形成体医结合的疾病管理与健康服务模式
	构建运动伤病预防、治疗与急救体系，提高运动伤病防治能力
国民体质检测服务	完善体质健康监测体系
	开发应用国民体质健康监测大数据
	开展运动风险评估服务
	提高国民体质监测的参与率和建档率

重点人群健康干预服务	制订实施青少年、妇女、老年人、职业群体及残疾人等特殊群体的体质健康干预计划
	强化对高校学生体质健康水平的监测和评估干预，把高校学生体质健康水平纳入对高校的考核评价。确保高校学生体育课时，丰富高校学生体育锻炼的形式和内容
	实施青少年体育活动促进计划，培育青少年体育爱好，基本实现青少年熟练掌握1项以上体育运动技能，确保学生校内每天体育活动时间不少于1小时
	加强科学指导，促进妇女、老年人和职业群体积极参与全民健身
	实行工间健身制度，鼓励和支持新建工作场所建设适当的健身活动场地
	推动残疾人康复体育和健身体育广泛开展
体育指导服务	组织社会体育指导员广泛开展全民健身指导服务。鼓励引导社会体育指导人员在健身场所等地方为群众提供科学健身指导服务，提高健身效果，预防运动损伤
	免费提供在线体育指导服务
	全民健身活动站点免费提供体育健身指导服务
健身信息培训服务	市（县）级体育部门举办免费普及性体育知识、健身知识讲座
	市（县）级体育部门举办体育协会、体育健身活动站点等体育社会组织负责人免费培训
	乡镇（街道）、村（社区）举办免费普及性体育知识、健身知识讲座
	村（社区）的体育协会、健身活动站点、体育俱乐部等群众性体育组织举办体育运动项目技术、技能培训

（三）全民健身公共服务体系标准化实施路径

全民健身公共服务体系标准化是价值理念与具体实践紧密联系的长期过程和复杂系统，其实施路径应密切关注以下重点环节。

一是推动资源的合理配置。对于全民健身服务体系而言，资源的合理配置是实现体系标准化的重要前提和基础保障。因此，资源的标准化及合理化配置是目前需要重点关注的问题。具体看来，应关注以下几方面内容。应进一步提高全民健身事业经费支出比例，重点投入有助于实现城乡平衡、区域平衡、群体平衡，有助于优化公共体育设施空间布局的建设项目；重点投入城乡基层体育基础设施建设，推动优质资源向基层下沉，建立以需求为导向，优质高效、普遍均等化的新型全民健身公共服务机制，统筹协调综合利用资源。

二是基于供需动态调整提供相关服务。建立全民健身服务决策机制，鼓励社会群体参与到公共服务体系建设中，避免出现健身服务产品供应与群体健身诉求错位的现象，保证在供需平衡的基础上，确保财政资金利用率最大化，促进全民健身服务体系的不断完善。供需一致是发挥全民健身服务体系社会效益的关键，在体系运行过程中，应结合时代变化和公民体育需求，进行体系的动态调整，使健身服务体系具有时代特征，更好地为全民健身事业发展作出贡献。

三是完善考核评价机制。积极探讨提出满足实际需求的健身服务考核评价指标体系，同时进行相关的制度设定，使得全民健身服务成为硬指标、硬任务，成为对各部门进行考核的重要指标。为了体现测评结果的客观性和有效性，积极探索实施服务体系第三方评估机制。合理的评价机制能为全民健身服务体系建设提供精准的参考依据，促进公共服务体系社会效益的提升，推动社会进步和人们生活质量的提高。

三、多层次的健康保障体系

（一）我国多层次医疗保障体系

医疗保障是减轻群众就医负担、增进民生福祉、维护社会和谐稳定的重大制度安排。从《"十四五"全民医疗保障规划》来看，多层次医疗保障体系分为三个部分，核心层是以基本医保为主，辅之以大病医保和医疗救助。目前，城镇职工、城乡居民基本医保和城乡救助制度共同构成了我国多层次医疗保障体系的第一层次。《"十四五"全民医疗保障规划》提出统一规范医疗救助制度和重大疾病救助工程。建立救助对象及时精准识别机制。实施分层分类救助，规范救助费用范围，合理确定救助标准。建立健全防范和化解因病致贫返贫长效机制，协同实施大病专项救治，积极引导慈善等社会力量参与救助保障，强化互联网个人大病求助平台监管，促进医疗救助与其他社会救助制度的衔接。完善疾病应急救助管理运行机制，确保需急救的急重危伤病患者不因费用问题影响及时救治。

| 知识链接 |

"十四五"重大疾病救助工程

1.建立救助对象及时精准识别机制，加强部门协同，做好各类困难群众身份信息共享，及时将符合条件的困难群众纳入医疗救助范围。

2. 强化高额医疗费用支出预警监测，依申请落实综合保障政策。

3.引导合理诊疗，促进有序就医，严控不合理医疗费用。

4.完善基本医疗保险政策，夯实医疗救助托底保障，发展商业健康保险，健全引导社会力量参与机制，促进慈善医疗救助发展，规范发展医疗互助，稳步提高重大疾病患者保障水平，合力防范因病致贫返贫风险。

中间层是面向特定人群的社会保障。由于我国处于社会主义发展的初级阶段，广覆盖在某种程度上意味着低保障。同时由于经济社会的发展，疾病谱的变化，居民医疗费用的增加，第一层次的医保已经不能满足公众更高层次的医疗卫生服务需要。因此，第二层次的医疗保障应运而生，主要包括面向女职工的生育保险和面向失能人群的长期护理险、城乡居民大病保险和部分地区的职工大病医保或大额医疗补助等。其弥补了第一层次保障低的缺点，满足了部分重特大疾病患者的医疗卫生需求。《"十四五"全民医疗保障规划》要求，完善和规范城乡居民大病保险制度，加强与基本医疗保险和医疗救助的衔接，提高保障能力和精准度。逐步规范职工大额医疗费用补助、企业补充医疗保险等制度。

最外层则是以商业健康险为主、医疗互助和慈善捐助为辅的市场化保障模式。前两个部分是社会保障的范畴，主要由医疗保障部门推动和监管，最后一个部分则是对社保的补充，更多依靠市场来推动，监管也涉及多个部门。随着我国居民人均收入水平的提高和健康保障意识的增强，已有的医疗保障已无法满足部分公众的健康需求，商业健康保险作为社会医疗保险强有力的补充，走进大众视野，构成了我国多层次医疗保障体系的第三层次。《"十四五"全民医疗保障规划》提出，鼓励健康险产品和服务创新，提供医疗、疾病、康复、照护、生育等多领域的综合性健康保险产品和服务。按规定探索推进医疗保障信息平台与商业健康保险信息平台信息共享，有利于商业健康险更好地发展。

新一轮医改以来，贯彻党中央、国务院决策部署，我国已建成全世界最大、覆盖全民的基本医疗保障网，为全面建成小康社会、实现第一个百年奋斗目标作出了积极贡献。基本医疗保险从"零"基础到参保人数13.6亿人，成为世界最大医疗保障网，覆盖率稳定在95%以上，职工和城乡居民基本医疗保险政策范围内住院费用基金支付比例分别稳定在80%左右和70%左右，国家组织药品和高值医用耗材集中带量采购价格平均降幅在50%以上。跨省异地就医住院费用直接结算全面推开，门诊费用跨省直接结算稳步试点，异地就医备案服务更加便捷。高质量打赢医疗保障脱贫攻坚战，助力近千万户因病致贫家庭精准脱贫，基本医疗有保障目标全面实现。基本医疗保险（含生育保险）五年累计支出8.7万亿元，2020年个人卫生支出占卫生总费用比例下降到27.7%[1]。

《"十四五"全民医疗保障规划》提出，到2025年，医疗保障制度更加成熟定型，基本完成待遇保障、筹资运行、医保支付、基金监管等重要机制和医药服务供给、医保管理服务等关键领域的改革任务，医疗保障政策规范化、管理精细化、服务便捷化、改革协同化程度明显提升。

（二）健康保障体系的内涵

虽然我国已经构建了多层次的医疗保障体系，但在实际的

1.参见《"十四五"全民医疗保障规划》（国办发〔2021〕36号）。

实施过程中也存在调控机制不足、效率不高、交叉重复、激励不足、重医疗轻预防等问题。为了推进全民医保和健康中国建设，需要对当前碎片化的医疗保障制度进行整合和重新架构，以实现"以疾病为中心"向"以健康为中心"的大健康理念转变，实现医疗保障体系向多层次的健康保障体系的转型。在"健康中国"的战略目标下，如何实现医疗保障体系向多层次的健康保障体系转型，是我国当前医疗保障体系改革中亟须解决的重点难题。

"十四五"时期全民医疗保障发展主要目标

类别	主要指标	2020年	2025年	指标属性
参保覆盖	基本医疗保险参保率(%)	>95	>95	约束性
基金安全	基本医疗保险(含生育保险)基金收入(万亿元)	2.5	收入规模与经济社会发展水平更加适应	预期性
	基本医疗保险(含生育保险)基金支出(万亿元)	2.1	支出规模与经济社会发展水平、群众基本医疗需求更加适应	预期性
保障程度	职工基本医疗保险政策范围内住院费用基金支付比例(%)	85.2	保持稳定	预期性
	城乡居民基本医疗保险政策范围内住院费用基金支付比例(%)	70	保持稳定	预期性
	重点救助对象符合规定的住院医疗费用救助比例(%)	70	70	预期性
	个人卫生支出占卫生总费用的比例(%)	27.7	27	约束性

续表

类别	主要指标	2020年	2025年	指标属性
精细管理	实行按疾病诊断相关分组付费和按病种付费的住院费用占全部住院费用的比例（%）	—	70	预期性
	公立医疗机构通过省级集中采购平台采购药品金额占全部采购药品（不含中药饮片）金额的比例（%）	75左右	90	预期性
	公立医疗机构通过省级集中采购平台采购高值医用耗材金额占全部采购高值医用耗材金额的比例（%）	—	80	预期性
	药品集中带量采购品种（个）	112	>500	预期性
	高值医用耗材集中带量采购品种（类）	1	>5	预期性
优质服务	住院费用跨省直接结算率（%）	>50	>70	预期性
	医疗保障政务服务事项线上可办率（%）	—	80	预期性
	医疗保障政务服务事项窗口可办率（%）	—	100	约束性

健康保障体系是指依托于政府管理，以国家为主体，基于法律和规定，通过国民收入再分配，以保障基金为依托，对居民在特定情况下给予物质或资金帮助，用以保障居民健康层面的基本权益。健康保障体系作为我国民生保障体系中的重要一环，与医疗保障体系相比，是更高水平、更为系统综合的健康保障体系。

医疗保障体系重点关注医疗服务的可及性，属于健康维护的范畴，健康保障体系从健康的危险因素控制、保健因素促进等多层次、多方面着手，关注全过程、全周期的健康服务，预防疾病的同时维持或促进居民的健康状态。可以说医疗保障是健康保障体系的重要组成部分，但并非唯一内容。

（三）发展多层次的健康保障体系的具体思路

一是完善全民医保体系，健全以基本医疗保障为主体、其他多种形式补充保险和商业健康保险为辅的多层次医疗保障体系。

二是织牢国家公共卫生防护网，改革疾病预防控制体系，落实医疗机构公共卫生责任，创新医防协同机制，完善突发公共卫生事件监测预警处置机制，健全医疗救治、科技支撑、物资保障体系，提高应对突发公共卫生事件的能力。

三是促进医疗保险向以健康服务为中心转型，推行关注健康结果而非单纯的服务数量的支付方式改革。

四是推进老年照护保险制度建设和医养结合，从医疗服务扩展到康复护理阶段。

五是加强服务供给体系中不同层级医疗卫生机构的协同性，以病症治疗为主向病症与病因并举转变，向城乡居民提供连续性、个性化、覆盖全生命周期的健康服务。

六是健康服务供给与健康管理同步，加强基层卫生服务能力，建立家庭医生制度，有秩序地将健康保险、医疗服务、社会服务连接起来。

七是注重健康需方管理，健康的责任从以医生为主体向医患互动转变，提升健康教育、慢性病管理和残疾康复服务质量，重视精神卫生和心理健康。

八是大力发展健康产业与健康支撑技术，支持社会资本办医，应用"互联网＋"、大数据推动健康信息化。

九是深入开展爱国卫生运动，促进全民养成文明健康生活方式。

四、高质量发展的健康产业体系

健康产业是全社会从事健康服务提供、相关产品生产经营等活动的集合，涉及面广、产业链长、融合度高。大力发展健康产业，是实施健康中国战略、维护和保障人民群众健康的一项重要任务，既是改善民生的需要，也是建设现代化经济体系的需要，具有重大意义。《"健康中国2030"规划纲要》提出将积极促进健康与养老、旅游、互联网、健身休闲食品融合，催生健康新产业、新业态、新模式。健康产业要形成体系完整、结构优化的产业集群，实现高质量发展。

（一）健康产业及分类

为加快推动健康产业发展，科学界定健康产业的统计范围，准确反映健康产业发展状况，我国依据《"健康中国2030"规划纲要》等有关健康产业发展要求，以《国民经济行业分类》（GB/T 4754-2017）为基础，制定《健康产业统计分类（2019）》。

《健康产业统计分类（2019）》指出，健康产业是指以医疗卫生和生物技术、生命科学为基础，以维护、改善和促进人民群众健康为目的，为社会公众提供与健康直接或密切相关的产品（货物和服务）的生产活动集合；并将健康产业范围确定为医疗卫生服务，健康事务、健康环境管理与科研技术服务，健康人才教育与健康知识普及，健康促进服务，健康保障与金融服务，智慧健康技术服务，药品及其他健康产品流通服务，其他与健康相关服务，医药制造，医疗仪器设备及器械制造，健康用品、器材与智能设备制造，医疗卫生机构设施建设，中药材种植、养殖和采集等13个大类。

根据中商情报网数据，2016年至2020年我国大健康市场规模由3.2万亿元增至7.4万亿元，年均复合增长率为23.3%。

（二）健康产业体系

健康产业体系是指医疗产品、医疗器械、保健器具、营养食品、保健用品、健身休闲、健康咨询、健康管理等若干与公众的健康密切相关的生产以及服务领域，从医药、地产到养老、保险，再到体育、旅游等许多行业都包含在内。

（1）动力系统。高质量发展的健康产业体系的前提是动力系统，包括内生动力和外生动力两个层面，内生、外生动力共同促进健康产业的发展，其中内生动力依赖于技术创新，外生动力依赖于产业的供需和政策的支持。

（2）核心链。包括技术链、产品链、企业链、价值链、空间链。其中体现各个流程技术情况的技术链构成了健康产业链的关键和核心技术；产品上下游的构成链是产业链的基础；通过物流、资金流等相互作用的企业形成的企业链是健康产业链存在和发展的载体；价值链是指为实现特定价值目标，从上游原料部门延伸至下游终端部门价值创造的过程；空间链是指产业链上企业以及产业链子链的地理空间布局，包含地域之间的距离、时间、环境、人文状况等复杂因素，空间链布局的重点

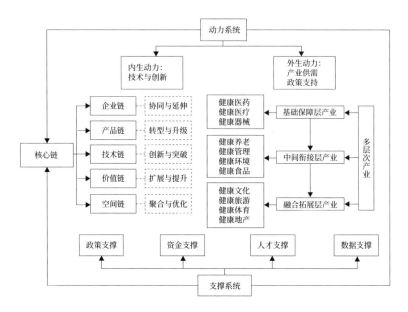

＊ 健康产业四大系统及主要内容

是产业集聚与优化布局。

（3）多层次产业。包括基础保障层产业、中间衔接层产业、融合拓展层产业。其中基础保障层产业主要包括健康医药、健康医疗、健康器械等产业；中间衔接层产业主要包括健康养老、健康管理、健康环境、健康食品等产业；融合拓展层产业主要包括健康文化、健康旅游、健康体育、健康地产等产业。

（4）支撑系统。包括政策支撑、资金支撑、人才支撑、数据支撑。在产业政策支撑方面，鼓励支持重点产业带动引领发展，针对现有企业发展中所面临的政策瓶颈和障碍，开展政策试点，列出负面清单，为企业争取先发优势；在资金支撑方面，要继续加大政府财政投入，采用风险补偿、税收返还、财政补贴等方式，设立健康产业发展专项基金（如中医药产业基金、特色产业发展基金、医养结合专项基金、技术改造专项资金等），并开设风险资金池以引导风险资本加大对生物医药、健康服务相关产业的投资；在人才支撑方面，围绕健康产业链各环节，制定健康产业中长期人才培养与引进计划；在数据支撑方面，加快数据要素融合，实现跨部门、跨机构、跨行业的密切配合，加强医疗服务、医疗保障、药品供应、公共卫生、疾病防控、计划生育等信息系统数据的交换，建立可实现集成共享、业务协同和综合管理统一归口的大健康医疗数据共享机制。

（三）推动健康产业体系高质量发展的原则与着力点

2019年9月29日，国家发展改革委员会联合国家卫生健康委员会等多部门发布《促进健康产业高质量发展行动纲要（2019—2022年）》，要求到2022年，基本形成内涵丰富、结构合理的健康产业体系，优质医疗健康资源覆盖范围进一步扩大，健康产业融合度和协同性进一步增强，健康产业科技竞争力进一步提升，人才数量和质量达到更高水平，形成若干有较强影响力的健康产业集群，为健康产业成为重要的国民经济支柱性产业奠定坚实基础。构建高质量发展的健康产业体系需要建立一个多环节、多链条、多功能协同运作的整体性的资源平台，需要产业各个领域、各个链条、各个环节、各个区域协同发展。当前，健康产业仍存在优质医疗资源不足、科技含量不高、跨界融合不充分、健康保险发展滞后、人才要素短缺、营商环境和行业监管不够完善等短板弱项[1]。

1.参见《促进健康产业高质量发展行动纲要（2019—2022年）》（发改社会〔2019〕1427号）。

　　《促进健康产业高质量发展行动纲要（2019—2022年）》
提出推动健康产业体系高质量发展的基本原则：（1）突出重点、
优化结构。以影响人民健康的重大问题、健康产业的主要短板
为工作导向，统筹健康产业发展，突出重点，优化产业结构；
（2）深化改革、市场驱动。创新体制机制，充分发挥市场在非
基本医疗领域配置资源的活力，更好地发挥政府作用；（3）鼓
励创新、科技支撑。将创新驱动作为健康产业发展的重要战略
基点，加快关键技术和创新产品研发应用，提高健康产业科技
竞争力；（4）跨界融合、集聚发展。深化健康产业跨界融合，
改造升级传统业态，壮大新业态，延长产业链，提高健康产业
集聚效应和辐射能力。

| 知识链接 |

《促进健康产业高质量发展行动纲要（2019—2022年）》

10项重大工程

　　扩大优质医疗健康服务和产品供给，包括：

　　优质医疗健康资源扩容工程：建设区域医疗中心、支
持优质社会办医扩容、发展优质健康管理。

　　"互联网＋医疗健康"提升工程：建设全民健康信息
平台、应用健康医疗大数据、加快发展"互联网＋医疗"、
积极发展"互联网＋药品流通"。

　　中医药健康服务提质工程：规范推广中医养生保健和
治未病服务、提升中医药疾病诊疗和康复能力、支持中医
药贸易合作。

　　健康服务跨界融合工程：提高健康养老质量、深入推

动体医融合、示范发展健康旅游。

增强健康产业发展要素支撑，包括：

健康产业科技创新工程：提高科研转化能力、推进药品和医疗器械提质创新、支持前沿技术和产品研发应用、开发和推广康复辅助器具、提升癌症防治水平。

健康保险发展深化工程：增加新型健康保险供给、促进健康保险与健康服务融合。

健康产业集聚发展工程：打造医研产融合的健康产业示范基地、鼓励发展健康服务集聚区。

健康产业人才提升工程：加强院校教育培养、深入推进产教融合、加强健康产业科技人才激励、支持社会健康服务人才职业发展。

优化健康产业发展环境，包括：

健康产业营商环境优化工程：优化行业准入、落实和加强金融支持、落实税费政策、增加土地用房供给。

健康产业综合监管工程：加强医疗服务监管、加强协同监管、加强诚信治理

推动健康产业体系高质量发展，应从以下几方面着力：

一是优化多元办医格局，进一步优化政策环境。优先支持社会力量举办非营利性医疗机构，推进和实现非营利性民营医院与公立医院同等待遇。鼓励医师利用业余时间、退休医师到基层医疗卫生机构执业或开设工作室。

二是打造高质高效健康产业链与供应链。鼓励和引导健康产业链上下游相关主体良好合作。

三是积极促进健康与养老、旅游、互联网、健身休闲、食品融合，催生健康新产业、新业态、新模式。

四是优化健康产业布局。建立区域间产业合理分布，城乡互动、东中西联动、地区协同的健康产业发展格局。

五是推动健康产业国际化，健全质量标准体系。提升质量控制技术，实施绿色和智能改造升级，到2030年，实现药品、医疗器械质量标准全面与国际接轨；大力发展医疗健康服务贸易，推动医药企业走出去和国际产业合作，提高国际竞争力，到2030年，实现具有自主知识产权新药和诊疗装备国际市场份额大幅提高，高端医疗设备市场国产化率大幅提高，医药工业中高速发展和向中高端迈进，跨入世界制药强国行列；推进医药流通行业转型升级，减少流通环节，提高流通市场集中度，形成一批跨国大型药品流通企业。

六是推动健康产业现代化。发展基于互联网的健康服务，鼓励发展健康体检、咨询等健康服务，促进个性化健康管理服务发展，培育一批有特色的健康管理服务产业，探索推进可穿戴设备、智能健康电子产品和健康医疗移动应用服务等发展。

五、"四全联结"：着眼于治理能力现代化的健康治理体系

健康问题的治理不仅包括对作为个体的人的健康问题的治理，也包括对作为整体人类的健康问题，还包括特定区域、组织、社会、国家乃至全球等与人类健康相关问题的治理。

（一）健康治理体系的"四全"格局

健康治理体系强调从"大健康"的理念出发，涵盖健康治理的社会全领域、全层次、全主体、全过程。

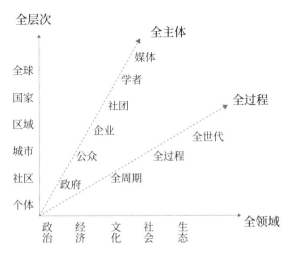

＊着眼于治理能力现代化的健康治理体系

健康治理体系强调社会全领域的健康治理，包括政治、经济、社会、文化和生态。健康治理要坚持党对卫生健康工作的领导，强化各级党委政府对健康工作的责任；健康治理要形成健康友好的经济发展模式；健康治理要在全社会倡导健康中国的价值理念，弘扬健康文化；健康治理要维护社会公平正义；健康治理要把建设健康中国和美丽中国有机结合，为健康中国奠定坚实的生态环境基础。

社会全层次的健康治理。健康治理要超越个体层次，拓展到社区（包括区、乡镇、街道、村庄等）、城市、区域、国家乃至全球。促进健康公民、健康社区（村庄）、健康城市、健康社会建设，并且强调这些层次之间的互动和网络结构。只有社会的各个层次都实现了健康，才是真正的健康社会。

社会全主体的健康治理需要多元主体协同参与共治健康。政府需要依靠所有社会成员、组织和不同主体全面和实质性的健康治理协同行动，发挥各自的优势和特长，坚持共建共享。政府、公众、企业、各种社会组织、专家学者、媒体等社会主体，要将健康政策、健康促进、健康生产、健康参与、健康研究和健康传播等有效结合，在横向协同的基础上，实现不同主体、不同层级的多种形式的纵向协同，形成多元主体、多维参与的协同治理模式。

全过程的健康治理是对人从出生到死亡的全过程以及全世代的可持续的健康管理。全过程的健康管理意味着健康管理要贯穿个体发生、发展的全过程。全世代的可持续性健康管理是指健康管理既关注当代人的健康需求，也要实现可持续，为后代的健康管理奠定基础。

构建现代化的健康治理体系，需要把健康融入所有政策。健康的社会决定因素非常广泛，经济、交通、农业、教育、住房、就业等部门的政策会对健康及健康公平产生深刻的影响；要解决健康问题，需要多部门政策支持，而不能仅靠卫生健康部门。把健康融入所有政策是以改善人群健康和健康公平为目标的一种公共政策制定方法，将系统地考虑这些公共政策可能带来的健康后果，寻求部门间协作，避免公共政策对公众健康尤其是弱势人群造成不利影响。为确保健康入万策，一是要加强健康影响评价，将其作为相关政策、规划和项目出台的前置程序，实施预警、监督和问责；二是要加强大数据管理应用，完善卫生健康信息服务体系，让数据智能成为未来健康治理重要驱动力；三是要加强研究与智力支撑，围绕健康中国战略开展基础性、前瞻性研究，推动成果转化。

（二）坚持系统思维，实现治理工作中心的转变

健康中国战略把以治病为中心转变为以人民健康为中心，这是我国卫生与健康工作从理论到实践的一次重大飞跃。这意味着，健康事业的发展以及健康治理需要将相关领域的工作范畴重新界定，需要用全新的健康社会认知解释健康现象。健康理念价值的转变及健康价值取向统领于健康实现的路径或技术，需要在历史中汲取养料，从中国实际出发，放眼医学发展前沿，创造性地思考中国健康治理模式、中国规律、中国范式。目前国内虽在健康相关领域方面做了大量的探索，但由于全社会还没有走出传统健康认知的误区，相应的政策和市场不成熟、不完善，引发诸多问题和矛盾，如新冠肺炎疫情所暴露的"医疗"与"卫生"裂痕。以治病为中心转变为以健康为中心，完成治理能力现代化的健康治理体系，其关键是需要对健康形成新的社会认知。不仅把人看作自然、社会、思维属性的整体，而且人是生存在"人—自然界—社会体系"整体中，将预防、治疗与康复看作卫生健康服务的整体。把健康问题置于一个巨大的"场域"中进行认识，认识的层次沿着"个体—家庭—群体—社会—生物圈—宇宙场"的路径进行。实际上，健康社会认知体现的是一种健康价值观，是指社会或个体对健康各方面的价值进行评价的标准和主观看法。健康价值观促使社会和个体运用价值尺度来评价社会的、民众的、自己的或他人的健康状况，

具有动力性和引导性。治理能力现代化的健康治理体系要求把关于疾病或健康的生物学过程放在它们所处的自然、社会背景之中来考察，从人与其存在的环境之间的相互关系上，去整体地认识和把握。从生物因素转向复杂多因素的考察，要树立健康治理的复杂性系统思维。

第 **8** 章

但愿世间人无病，何惜架上药生尘

——筑牢健康中国药事的底板

要把医药卫生体制改革纳入全面深化改革中同部署、同要求、同考核，支持地方因地制宜、差别化探索。

——习近平总书记在全国卫生与健康大会上的讲话（2016年8月19日至20日）

过去，我国各行各业的店铺都会有自己的对联，向客人传递自己的经营观念。在中药铺，有这么一副对联，叫"但愿世间人无病，何惜架上药生尘"，这副对联充分表现了高尚的医德与可赞的仁心。明代解缙说，"善服药者，不如善保养"。虽然预防很重要，但是，人类社会的现实是，"人食五谷杂粮，孰能无疾"。宋代陆游说，"多病所须唯药物"，"瘴疠连年须药石"。药乃治病之要，无药可用犹如水桶没有底板，药用不好犹如底板漏水。健康中国建设致力于全方位发力保障人民群众的健康，着眼于安全合理用药，筑牢健康中国药事的底板，也是健康中国建设的核心要义。推进健康中国建设，既要高度重视预防、诊疗，也要高度重视药事。本章重点从药事着眼，介绍健康中国建设中对药事的要求。

一、《"健康中国 2030"规划纲要》中的药事

在涉及药品使用与管理的制度、法规与活动中，人们常用到"药事"这个名词。根据我国药品管理制度法规有关规定，"药事"涵盖了与药品相关的研究与开发、制造、采购、储藏、营销、运输、交易中介、服务、使用、管理、监管等活动，包括与药品的安全、有效和经济、合理、方便、及时使用相关的活动，以及与药品价格、药品储备、医疗保险有关的活动。药事是健康业与国民经济的重要组成部分，是一个社会健康管理系统的底板。

作为实施健康中国战略的纲领性文件，《"健康中国 2030"规划纲要》总共 29 章，其中有 18 章谈到了药事，并且有 3 个

专章专题谈到药事，由此可见实施健康中国战略对药事的高度重视。涉及药事的内容非常丰富，这里我们只能将这些部署，做一个简要介绍。

《"健康中国2030"规划纲要》在第一章指导思想中，明确了在药事的方面要体现"中西医并重"方针的要求。该章在"主要遵循原则"中提出："推动中医药和西医药相互补充、协调发展，提升健康服务水平。"这是对"中西医并重"方针的体现。

在第二章和第三章中，强调了"药品安全"。其中，在第二章战略主题中提出，"保障食品药品安全"；在第三章战略目标中提出，"到2030年具体实现以下目标：……食品药品安全得到有效保障，消除一批重大疾病危害"。

在第八章"提供优质高效的医疗服务"的第三节"提升医疗服务水平和质量"中提出"再住院率、抗菌药物使用率等主要医疗服务质量指标达到或接近世界先进水平"，"推进合理用药"。

第九章"充分发挥中医药独特优势"，是一个关于中医药的专章。

第九章　充分发挥中医药独特优势

第一节　提高中医药服务能力。实施中医临床优势培育工程，强化中医药防治优势病种研究，加强中西医结合，提高重大疑难病、危急重症临床疗效。……健全覆盖城乡的中医医疗保健服务体系。在乡镇卫生院和社区卫生服务中心建立中医馆、国医堂等中医综合服务区，推广适宜技术，所有基层医疗卫生机构都能够提供中医药服务。促进民族医药发展。到2030年，中医药在治未病中的主导作用、在重大疾病治疗中的协同作用、在疾病康复中的核心作用得到充分发挥。

第二节　发展中医养生保健治未病服务。实施中医治未病健康工程，将中医药优势与健康管理结合，探索融健康文化、健康管理、健康保险为一体的中医健康保障模式。鼓励社会力量举办规范的中医养生保健机构，加快养生保健服务发展。拓展中医医院服务领域，为群众提供中医健康咨询评估、干预调理、随访管理等治未病服务。鼓励中医医疗机构、中医医师为中医养生保健机构提供保健咨询和调理等技术支持。开展中医中药中国行活动……。

第三节　推进中医药继承创新。实施中医药传承创新工程，……推进中医药文化传承与发展。建立中医药传统知识保护制度，制定传统知识保护名录。融合现代科技成果，挖掘中药方剂，加强重大疑难疾病、慢性病等中医药防治技术和新药研发，不断推动中医药理论与实践发展。发展中医药健康服务，加快打造全产业链服务的跨国公司和国际知名的中国品牌，推动中医药走向世界。……

在第十章"加强重点人群健康服务"的第二节"促进健康老龄化"中提出，"推进中医药与养老融合发展，推动医养结合"；"推动居家老人长期照护服务发展，全面建立经济困难的高龄、失能老人补贴制度，建立多层次长期护理保障制度。进一步完善政策，使老年人更便捷获得基本药物"。这是将实施健康中国战略与积极应对老龄化国家战略结合在一起的部署，这里面所包含的思想，对启动药事的"适老化"改革有指导意义。

第十二章"完善药品供应保障体系"，又是一个关于药事的专章，主要从药品供应保障的角度进行部署。

第十二章 完善药品供应保障体系

第一节 深化药品、医疗器械流通体制改革。推进药品、医疗器械流通企业向供应链上下游延伸开展服务，形成现代流通新体系。规范医药电子商务，丰富药品流通渠道和发展模式。推广应用现代物流管理与技术，健全中药材现代流通网络与追溯体系。落实医疗机构药品、耗材采购主体地位，鼓励联合采购。完善国家药品价格谈判机制。建立药品出厂价格信息可追溯机制。强化短缺药品供应保障和预警，完善药品储备制度和应急供应机制。建设遍及城乡的现代医药流通网络，提高基层和边远地区药品供应保障能力。

第二节 完善国家药物政策。巩固完善国家基本药物制度，推进特殊人群基本药物保障。完善现有免费治疗药品政策，增加艾滋病防治等特殊药物免费供给。保障儿童用药。完善罕见病用药保障政策。建立以基本药物为重点的临床综合评价体系。按照政府调控和市场调节相结合的原则，完善药品价格形成机制。强化价格、医保、采购等政策的衔接，坚持分类管理，加强对市场竞争不充分药品和高值医用耗材的价格监管，建立药品价格信息监测和信息公开制度，制定完善医保药品支付标准政策。

　　第十五章"保障食品药品安全"有两节，其中第一节是关于加强食品安全监管的内容，第二节专讲如何"加强药品安全监管"，具体内容是："深化药品（医疗器械）审评审批制度改革，研究建立以临床疗效为导向的审批制度，提高药品（医疗器械）审批标准。加快创新药（医疗器械）和临床急需新药（医疗器械）的审评审批，推进仿制药质量和疗效一致性评价。完善国家药品标准体系，实施医疗器械标准提高计划，积极推进中药（材）标准国际化进程。全面加强药品监管，形成全品种、全过程的监管链条。加强医疗器械和化妆品监管。"

　　第二十章是关于如何促进医药产业发展的专章。

第二十章　促进医药产业发展

　　第一节　加强医药技术创新。完善政产学研用协同创新体系，推动医药创新和转型升级。加强专利药、中药新药、新型制剂、高端医疗器械等创新能力建设，推动治疗重大疾病的专利到期药物实现仿制上市。大力发展生物药、化学药新品种、优质中药、高性能医疗器械、新型辅料包材和制药设备，推动重大药物产业化，加快医疗器械转型升级，提高具有自主知识产权的医学诊疗设备、医用材料的国际竞争力。加快发展康复辅助器具产业，增强自主创新能力。健全质量标准体系，提升质量控制技术，实施绿色和智能改造升级，到2030年，药品、医疗器械质量标准全面与国际接轨。

　　第二节　提升产业发展水平。发展专业医药园区，支持组建产业联盟或联合体，构建创新驱动、绿色低碳、智能高效的先进制造体系，提高产业集中度，增强中高端产品供给能力。大力发展医疗健康服务贸易，推动医药企业走出去和国际产业合作，提高国际竞争力。到2030年，具有自主知识产权新药和诊疗装备国际市场份额大幅提高，高端医疗设备市场国产化率大幅提高，实现医药工业中高速发展和向中高端迈进，跨入世界制药强国行列。推进医药流通行业转型升级，减少流通环节，提高流通市场集中度，形成一批跨国大型药品流通企业。

在第二十一章"深化体制机制改革"中，对全面深化医药卫生体制改革进行了部署，提出"加快建立更加成熟定型的基本医疗卫生制度，维护公共医疗卫生的公益性，有效控制医药费用不合理增长，不断解决群众看病就医问题"，"清晰划分中央和地方以及地方各级政府医药卫生管理事权，实施属地化和全行业管理"。本章还提出要加快转变政府职能，"继续深化药品、医疗机构等审批改革"，"加强卫生计生、体育、食品药品等健康领域监管创新，加快构建事中和事后监管体系，全面推开'双随机、一公开'机制建设"。

在第二十二章"加强健康人力资源建设"中，要求加强健康人才培养培训，提出"加强药师和中医药健康服务、卫生应急、卫生信息化复合人才队伍建设"。特别值得关注的是，在这里提出了"加强药师人才队伍建设"，以及"加强中医药健康服务人才队伍建设"。

在第二十三章"推动健康科技创新"中提出，构建国家医学科技创新体系，推进医学科技进步。"依托现有机构推进中医药临床研究基地和科研机构能力建设，完善医学研究科研基地布局"；"加快生物医药和大健康产业基地建设"；"加强医药成果转化推广平台建设，促进医学成果转化推广"；"发展组学技术、干细胞与再生医学、新型疫苗、生物治疗等医学前沿技术，加强慢性病防控、精准医学、智慧医疗等关键技术突破，重点部署创新药物开发、医疗器械国产化、中医药现代化等任务，显著增强重大疾病防治和健康产业发展的科技支撑能力。力争到2030年，科技论文影响力和三方专利总量进入国际前列，进一步提高科技创新对医药工业增长贡献率和成果转化率"。

第二十四章"建设健康信息化服务体系"提出，"消除数据壁垒，建立跨部门跨领域密切配合、统一归口的健康医疗数据共享机制，实现公共卫生、计划生育、医疗服务、医疗保障、药品供应、综合管理等应用信息系统数据采集、集成共享和业务协同"。

第二十五章"加强健康法治建设"提出，"推动颁布并实施基本医疗卫生法、中医药法，修订实施药品管理法，加强重点领域法律法规的立法和修订工作，完善部门规章和地方政府规章，健全健康领域标准规范和指南体系。强化政府在医疗卫生、食品、药品、环境、体育等健康领域的监管职责"。

第二十六章"加强国际交流合作"提出，"加强中医药国际交流与合作"。

二、健康中国行动中的药事

健康知识普及行动。它指出，我国城乡居民关于预防疾病、早期发现、紧急救援、及时就医、合理用药、应急避险等维护健康的知识和技能比较缺乏。在行动目标上，重视提高全国居民的健康素养水平，包括提高基本知识和理念素养水平、基本技能素养水平，使我国居民的基本医疗素养、慢性病防治素养、传染病防治素养水平都得到提高。在与药物相关的方面，它对个人和家庭提出的要求是：（1）学习、了解、掌握、应用《中国公民健康素养——基本知识与技能》和中医养生保健知识。（2）优先选择从卫生健康行政部门等政府部门及医疗卫生专业机构等正规途径获取健康知识。（3）能够看懂食品、药品、化妆品、保健品的标签和说明书。（4）遵医嘱治疗，不轻信偏方，不相信"神医神药"。（5）合理用药。遵医嘱按时、按量使用药物，用药过程中如有不适及时咨询医生或药师。每次就诊时向医生或药师主动出示正在使用的药物记录和药物过敏史，避免重复用药或者有害的相互作用等不良事件的发生。服药前检查药品有效期，不使用过期药品，及时清理家庭中的过期药品。妥善存放药品，谨防儿童接触和误食。保健食品不是药品，正确选用保健食品。（6）配备家用急救包（含急救药品、急救设备和急救耗材等）。该行动同时提出，要开展"中医中药中国行"活动，推动中医药健康文化普及，传播中医养生保健知识。

心理健康促进行动。在与药事相关的方面，它提示个人：（1）要在专业指导下用科学的方法改善睡眠，服用药物需遵医嘱。（2）要正确认识抑郁、焦虑等常见情绪问题。抑郁障碍、焦虑障碍可以通过药物、心理干预或两者相结合的方式治疗。（3）精神疾病治疗要遵医嘱。遵照医嘱全程、不间断、按时按量服药，在病情得到有效控制后，不急于减药、停药。（4）精神类药物必须在医生的指导下使用，不得自行任意服用。同时，要求各级政法、卫生健康部门会同公安、民政、司法行政、残联等单位建立精神卫生综合管理机制，多渠道开展严重精神障碍患者日常发现、登记、随访、危险性评估、服药指导等服务，动员社区组织、患者家属参与居家患者管理服务。

妇幼健康促进行动。个人和家庭要积极准备，孕育健康新生命，孕前3个月至孕后3个月补充叶酸；要预防感染、戒烟戒酒、避免接触有毒有害物质和放射线。对于社会和政府，要求大力普及妇幼健康科学知识；提高免费避孕药具发放服务可及性；在提供妇幼保健服务的医疗机构积极推广应用中医药适宜技术和方法，开展中成药合理使用和培训，扩大中医药在孕育调养、产后康复等方面的应用，充分发挥中医药在儿童医疗保健服务中的作用。

老年健康促进行动。在行动目标上，提倡老年人知晓健康核心信息；鼓励和支持老年大学、老年活动中心、基层老年协会、有资质的社会组织等为老年人组织开展健康活动。对于个人和家庭：（1）要求做好慢性病管理。患有慢性病的老年人应树立战胜疾病的信心，配合医生积极治疗，主动向医生咨询慢性病自我管理的知识、技能，并在医生指导下，做好自我管理，延缓病情进展，减少并发症，学习并运用老年人中医饮食调养，改善生活质量。（2）强调要注意安全用药。老年人发病率高，且药物代谢、转化、排泄能力下降，容易发生药物不良反应。患病及时就医，在医生指导下用药。主动监测用药情况，记录用药后主观感受和不良反应，复诊时及时向医生反馈。对于政府部门，要求扩大中医药健康管理服务项目的覆盖广度和服务深度，要根据老年人不同体质和健康状态提供更多中医养生保健、疾病防治等健康指导。

心脑血管疾病、癌症、慢性呼吸系统疾病、糖尿病防治行动。（1）对个人提出的意见建议是：高血压患者要学会自我健康管理，认真遵医嘱服药；学习掌握心脑血管疾病发病初期正确的自救措施及紧急就医指导。建议每个人尽早学习掌握《癌症防治核心信息及知识要点》，积极预防癌症发生，接受规范治疗，在医生帮助下通过科学的止痛方法积极处理疼痛；建议哮喘和慢阻肺患者，积极了解医疗机构提供的"三伏贴"等中医药特色服务；建议糖尿病患者定期监测血糖和血脂，控制饮食，科学运动，戒烟限酒，遵医嘱用药，定期进行并发症检查。（2）要求社会和政府，完善公共场所急救设施设备配备标准，在人员密集场所配备急救药品、器材和设施，配备自动体外除颤器（AED）；做好高血压、糖尿病、血脂异常的规范化管理；提高基层医疗卫生机构溶栓知识知晓率和应对能力；制定并推广应用常见癌症诊疗规范和临床路径，创新中医药与现代技术相结合的中医癌症诊疗模式，提高临床疗效；做好癌症患者康复指导、疼痛管理、长期护理、营养和心理支持，提高癌症患者生存质量；促进基本医疗保险、大病保险、医疗救助、应急救助、商业健康保险及慈善救助等制度间的互补联动和有效衔接，形成保障合力，切实降低癌症患者就医负担；建立完善抗癌药物临床综合评价体系，针对临床急需的抗癌药物，加快审评审批流程；完善医保目录动态调整机制，按规定将符合条件的抗癌药物纳入医保目录；要在国家科技计划中进一步针对目前癌症防治攻关中急需解决的薄弱环节加强科技创新部署；要研究将慢阻肺患者健康管理纳入国家基本公共卫生服务项目，落实分级诊疗制度，为慢阻肺高危人群和患者提供筛查干预、诊断、治疗、随访管理、功能康复等全程防治管理服务，提高基层慢阻肺的早诊早治率和规范化管理率；着力提升基层慢性呼吸系统疾病防治能力和水平，加强基层医疗机构相关诊治设备（雾化吸入设施、氧疗设备、无创呼吸机等）和长期治疗管理用药的配备；提高慢性呼吸系统疾病防治在新型疫苗、诊断技术、治疗药物上的可及性，降低患者经济负担；承担国家公共卫生服务项目的基层医疗卫生机构应为辖区内35岁及以上常住居民中2型糖尿病患者提供规范的健康管理服务，对2型糖尿病高危人群进行针对性的健康教育。

传染病防控行动。提倡负责任和安全的性行为，鼓励使用安全套。要求充分认识疫苗对预防疾病的重要作用，积极接种疫苗。

三、提高药品使用指导服务水平，努力为群众创造高品质生活

药物在维护健康、延长生命、提高生活质量等过程中发挥着重要的作用，在疾病的预防、诊断和治疗中发挥着不可替代的作用。目前我国药事发展的总态势，正从解决无药可用、药品短缺问题向满足人民群众"用好药"和"把药用好"的愿望转变。用好药是一个永恒的追求，解决这个问题，主要靠经济社会发展，靠药界在药品的研发与生产上发力。把药用好，解决好合理用药与安全用药的问题，需要加强用药管理与用药指导。在用药管理上，国家进行了长期探索实践，形成了相对成

熟的管理体系。但在用药指导上，目前药品使用指导服务水平
与人民群众的实际需求之间，还有显著差距。

在老龄化浪潮叠加慢性病"井喷"背景下，如何为亿万群
众提供药品使用指导服务，是关乎大众切身利益的必解之题。
我国老年人患慢性病的比例大，不少老年人天天要吃药，他们
大部分是在家里完成服药的。目前我国的药品使用说明书，普
遍存在字太小看不清、内容过于晦涩难懂的现象，对老年人特
别"不友好"。未来我国老年人口数量越来越大，到2035年60
岁及以上的人口大约有4亿，这是一个数量极其庞大的群体。
在这个群体当中，失能、空巢、独居老人数量不少，同时这个
群体平均受教育的年限较少，初中及以下文化程度老人比例大，
他们的文化素养、健康素养、药物使用的知识与技能是比较低
的。现在，向患者与公众开展药物使用指导的办法，还都是比
较传统的方式方法，所提供的服务与他们的实际需求相差很远。
不少人用药过程中，会遇到这样那样的困难与困惑：药物到嘴
边怎么吃？从哪里能得到即时的、精准的、个性化的药物使用
指导服务？如何让亿万群众避免药物滥用与错误使用的伤害？
这是一个巨大的挑战。因此，药品使用指导服务被形象地比喻
为"建设健康中国的最后一厘米"。

| 知识链接 |

"建设健康中国的最后一厘米"

"药品使用指导服务"被喻为"建设健康中国的最后一
厘米"。药乃健康管理系统的底板，药用不好，犹如底板漏
水，为了把药用好，药品使用指导服务必须到位。在现实

生活中，不少患者在药品使用过程中经常会遇到这样或那样的困难与困惑，往往药到嘴边，与嘴唇只剩下一厘米的时候，就犯难了，茫然无助。因此，把药品使用指导服务比喻为"建设健康中国的最后一厘米"。做好"健康中国建设的最后一厘米"，既是推进高质量发展的需要，也是创造高品质生活的需要。

在老龄化和慢性病背景下，加强药品使用指导服务是推进高质量发展、创造高品质生活的一个有效抓手。《健康中国行动（2019—2030年）》指出，我国城乡居民关于合理用药的知识和技能比较缺乏，强调要重视提高全国居民健康素养水平。居民药品使用素养是健康素养的重要组成部分，尤其缺乏，亟待提高。把药用好，药师是核心、是主力，需要进一步发挥药师的作用，增强药师的专业影响力，特别是对医护人员、患者及其家庭、社会公众、社区的专业影响力。加大创新力度，探索推进药品使用指导服务体系和服务能力现代化。愿每一个公民，在自己生病的时候，年老的时候，都能够安安心心地用药，乐享高品质生活。

第 **9** 章

树多成林不怕风，线多搓绳挑千斤

——建设健康中国要"凝聚合力"

人类是一个整体，地球是一个家园。面对共同挑战，任何人任何国家都无法独善其身，人类只有和衷共济、和合共生这一条出路。

　　——习近平总书记在中国共产党与世界政党领导人峰会上的讲话（2021年7月6日）

全面推进健康中国建设是一项复杂、系统的工程，需要高度重视力的合成，放大力的合成效果。

一、层面合力：政府、社会、家庭、个人齐上阵

人心齐，泰山移。建设健康中国是一项大工程，需要中央和地方各级政府部门、社会组织团体、企业、社区、家庭、个人积极参与，把各方面力量聚合在一起。

（一）政府层面要加强制度设计，提升健康治理能力

健康国家是一种社会发展状态。第二次世界大战后，西方国家不断推行福利国家制度，健康也越来越受到政府和国家的关注。随着人们对健康认知的不断深入，发现个人健康无法脱离群体健康和集体健康，而集体健康的至高境界就是法律制度以及与之相适应的治理模式。提升健康治理能力的政府职责主要是：

一是要解决跨地域、跨部门合作问题。健康问题是 "卫生健康" 系统的问题，也是其他部门、行业的问题，健康政策的制定与推行需要跨部门协作；同一个系统部门内部，也需要上下层级之间顺畅协同。我国省、市、县三级行政区划，政策的推行一般遵循从上至下的原则，更多的是需要解决省域之间、市县之间的横向合作机制。跨地域、跨部门无障碍协作是推动政策实施的保障。

二是构建有利于健康的支持性环境。人与自然构成有机整体，人生活、工作的环境以及日用品、食品等对健康的影响很

大，因此，空气、水、土壤等自然资源的环保、无害是人类健康的基础。通过"健康城市、健康村镇"创建以及"健康教育、健康促进"项目等，提高居民健康、环保意识，激发其参与环境保护的积极性，构建有利于健康的支持性环境。习近平总书记在2016年8月19日至20日召开的全国卫生与健康大会上指出，要按照绿色发展理念，实行最严格的生态环境保护制度，建立健全环境与健康监测、调查、风险评估制度，重点抓好空气、土壤、水污染的防治，加快推进国土绿化，切实解决影响人民群众健康的突出环境问题。

三是制定标准和监管制度。建立规章制度，进一步强化各部门、各行业的"健康"责任担当，对于各类生产活动以及产出品等都要体现环境保护、人的健康；规范各种健康产品销售、健康服务等行为，加强监督管理；建立有关健康统计数据、信息的披露制度，增加健康政策规划、实施、监督等方面的透明度，自觉接受民众对健康问题的监督，建立适应新形势的监管体系。

（二）社会层面要从健康是一个社会问题出发，寻找助推健康中国建设的路径

健康问题最初只是表现为医学层面的诊疗人的疾病，后来逐渐从生物医学模式过渡到"生物—心理—社会"适应模式，从健康社区、健康城市到健康国家，健康已经成为一个社会问题。

当今社会，慢性病已经成为威胁人类健康的重要方面。慢性病是严重威胁我国居民健康的一类疾病，已成为影响国家经济社会发展的重大公共卫生问题。慢性病的发生和流行

与经济、社会、人口、行为、环境等因素密切相关。随着我国工业化、城镇化、人口老龄化进程不断加快，居民生活方式、生态环境、食品安全状况等对健康的影响逐步显现，慢性病发病、患病和死亡人数不断增多，群众慢性病疾病负担日益沉重。慢性病涉及人的遗传、生活习惯以及社会、自然环境等因素，人们普遍认为，慢性病问题主要不在于治疗而在于管理，是一个复杂的社会问题。慢性病影响因素的综合性、复杂性决定了防治任务的长期性和艰巨性。因此，慢性病防治需要统筹各方资源，健全政府主导、部门协作、动员社会、全民参与的慢性病综合防治机制，营造有利于慢性病防治的社会环境。慢性病的管理需要创新模式：第一是构建全社会健康促进网络。建立健全健康教育体系，普及健康科学知识，教育引导群众树立正确健康观。深入推进全民健康素养促进行动、健康中国行等活动，全社会协同配合遏制慢性病的蔓延。第二是更新观念。传统观点认为慢性病是打针吃药的问题，是医保待遇的问题，是医疗技术发展的问题，需要改变人们对慢性病的看法。推进全民健康生活方式行动，开展"三减三健"（减盐、减油、减糖，健康口腔、健康体重、健康骨骼）等专项行动。第三是建设健康的生产生活环境。推动绿色清洁生产，改善作业环境，严格控制尘毒危害，强化职业病防治，整洁城乡卫生，优化人居环境，加强文化、科教、休闲、健身等公共服务设施建设。建设健康步道、健康主题公园等运动健身环境，提高各类公共体育设施开放程度和利用率，推动有条件的学校体育场馆设施在课后和节假日对本校师生和公众有序开放，形成覆盖城乡、比较健全的全民健身服务体系,推动全民健身和全民健康深度融合。坚持绿色发展理念,强化环境保护和监管,落实大气、水、土壤污染防治行动计划,实施污染物综合控制,持续改善环境空气质量、饮用水水源水质和土壤环境质量。建立健全环境与健康监测、调查、风险评估制度,降低环境污染对健康的影响[1]。第四是对慢性病的科学、规范化管理。慢性病不仅损害了患者健康,还挤占了大量社会资源。因此,干预行为方式,改善生活、工作环境,合理、规范的治疗等措施尤为重要。而这些方面的达成,不仅需要卫生医疗人员,更需要全社会力量的参与,需要建立系统的、规范的健康管理模式。

与传染病不同的是,慢性病通常并不存在一个外源性的病原体,因而医学防治和药物干预的作用非常有限,并不像针对传染病那样有效。而来自社会经济的、个人生活方式的、心理的因素成为引发疾病的罪魁祸首,同时也是治愈和预防疾病的最有效途径。

因此,健康与疾病的问题不再是单纯的医学问题,它们与各种社会的、心理的因素相互交织,并内嵌于社会结构之中,成为真正意义上的"社会问题"。正如波特所言,疾病(或者说健康)更多地泛化成为一个社会问题:"……疾病被看作一个社会现象,这一现象的社会性至少与其生物性同样重要。这种社会现象必须从统计学的、社会学的、心理学的,甚至政治学的角度去理解。'医学诊治'必须结合其他更广泛的问题,

---

1.参见《中国防治慢性病中长期规划(2017—2025年)》(国办发〔2017〕12号)。

如收入、生活方式、饮食……简言之，整个的心理、社会、经济总体[1]。"

| 知识链接 |

"如果用健康的理念办医疗，医疗的效果会越来越好，因为健康包含医疗；而用医疗的理念办健康，健康会越来越糟，病人会越看越多，投入会越来越大，会出现钱不够花、病人看不过来、医疗技术总跟不上的情况[2]。"

（三）家庭层面要积极开展健康管理，全面提高社会参与度

《"健康中国2030"规划纲要》明确要求，"广泛开展健康社区、健康村镇、健康单位、健康家庭等建设，提高社会参与度"。这标志着从国家层面确立了健康家庭的行动战略。健康家庭行动是健康中国战略的 "细胞工程"[3]。健康的个体、家庭、村镇社区、城市，直至健康国家，是一个循序渐进的过程，而家庭是个体与群体健康之间的纽带。家庭保障个体健康发展，健康家庭在个体健康与健康中国战略间建立了强有力纽带，是健康中国的基石。家庭承担着繁衍后代的职责，也是疾病防治、健康促进的基本单位；家庭成员共享家庭资源，行为生活方式互相影响，很可能呈现出健康的家庭聚集性与代际延续性。

1.［美］威廉·考克汉姆. 医学社会学（第11版）[M]. 杨渤彦译. 北京: 中国人民大学出版社, 2011.

2. 王虎峰. 健康到底是什么层面的问题[J]. 中国卫生, 2016(2):7.

3. "健康中国2030"展望之六: 计生服务管理改革让群众生活更美好[N]. 中国人口报, 2016–11–16（3）.

家庭层面的健康理念与实践，对居民健康促进、健康中国的实现具有重要的意义。亿万家庭的健康，决定国家健康战略的实现。推动家庭健康发展是联合国"2030SDGs"的重要组成部分，《健康中国行动（2019—2030年）》也强调了家庭在健康中国建设中的作用。健康家庭是个体健康与健康中国战略间的桥梁，能切实保障健康中国战略稳步推进。相较于从个体角度研究健康风险与健康发展，以家庭为单位探讨健康议题，考虑家庭系统以及家庭成员间的互动，更能切实保障家庭成员健康。关注家庭健康，刻不容缓。近年来，各地也开展了很多健康家庭创建活动，对家庭内部环境、家庭成员行为习惯以及外在形象等多方面进行考察评定，取得了很好的示范、宣传效应[1]。整体来看，创建健康家庭缺乏明确的目标和细致化的内容，工作开展缺乏持续性。因此，需要加强对健康家庭的研究，进一步规范健康家庭的内涵、评价标准，以及明确创建健康家庭活动的主体、开展形式等。

| 知识链接 |

家庭在健康中国建设中的地位与作用

参与健康中国行动，家庭是一个特别关键的行动主体。健康中国行动倡导养成符合自身和家庭特点的健康生活方式，鼓励和引导单位、社区、家庭、居民个人行动起来，对主要健康问题及影响因素采取有效干预。"共建共享，全民健康"这个健康中国战略主题，在家庭层面上，就是

1.李滔,王秀峰.健康中国的内涵与实现路径[J].卫生经济研究,2016(1):4-9.

"共建共享，全家健康"。个人是自己健康的第一责任人，家庭是个人健康的第一支持环境，家庭成员之间互相影响，主动营造氛围，在健康生活中乐享天伦人生。

在法律和政府文件中，对家庭这个主体参与健康中国建设，有什么样的法律规定、意见建议呢？下面举一些例子。

在《中华人民共和国基本医疗卫生和健康促进法》中：

第六十九条规定，"倡导家庭成员相互关爱，形成符合自身和家庭特点的健康生活方式"。

在《健康中国行动（2019—2030年）》中：

《健康知识普及行动》："营造健康家庭环境。家庭成员主动学习健康知识，树立健康理念，养成良好生活方式，互相提醒定期体检，优生优育，爱老敬老，家庭和谐，崇尚公德，邻里互助，支持公益。有婴幼儿、老人和残疾人的家庭主动参加照护培训，掌握有关护理知识和技能。提倡有经消化道传播疾病的患者家庭实行分餐制。有家族病史的家庭，有针对性地做好预防保健。配备家用急救包（含急救药品、急救设备和急救耗材等）。"

《合理膳食行动》："倡导在家吃饭，与家人一起分享食物和享受亲情，传承和发扬我国优良饮食文化。""推广使用健康'小三件'（限量盐勺、限量油壶和健康腰围尺），提高家庭普及率，鼓励专业行业组织指导家庭正确使用。"

《全民健身行动》："推进全民健身进家庭。""提倡家庭配备适合家庭成员使用的小型、便携、易操作的健身器材。"

《控烟行动》："创建无烟家庭，劝导家庭成员不吸烟或主动戒烟，教育未成年人不吸烟，让家人免受二手烟危害。"

　　《心理健康促进行动》："关注家庭成员心理状况。家庭成员之间要平等沟通交流，尊重家庭成员的不同心理需求。当与家庭成员发生矛盾时，不采用过激的言语或伤害行为，不冷漠回避，而是要积极沟通加以解决。及时疏导不良情绪，营造相互理解、相互信任、相互支持、相互关爱的家庭氛围和融洽的家庭关系。"

　　《健康环境促进行动》："家庭成员养成良好的环境卫生习惯，及时、主动开展家庭环境卫生清理，做到家庭卫生整洁，光线充足、通风良好、厕所卫生。""完善健康家庭标准，将文明健康生活方式以及体重、油、盐、糖、血压、近视等控制情况纳入'五好文明家庭'评选标准，引导家庭成员主动学习掌握必要的健康知识和技能，居家整洁，家庭和睦，提高自我健康管理能力。"

　　《妇幼健康促进行动》："强化儿童家长为儿童健康第一责任人的理念，提高儿童家长健康素养。"

　　《中小学健康促进行动》："营造良好的家庭体育运动氛围，积极引导孩子进行户外活动或体育锻炼，确保孩子每天在校外接触自然光的时间达到1小时以上。""建议家长陪伴孩子时尽量减少使用电子屏幕产品。"

　　《老年健康促进行动》："注重家庭支持。提倡家庭成员学习了解老年人健康维护的相关知识和技能，照顾好其饮食起居，关心关爱老年人心理、身体和行为变化情况，及早发现异常情况，及时安排就诊，并使家居环境保证足够的照明亮度，地面采取防滑措施并保持干燥，在水池旁、马桶旁、浴室安装扶手，预防老年人跌倒。""实施老年人心理健康预防和干预计划，为贫困、空巢、失能、失智、计划生育特殊家庭和高龄独居老年人提供日常关怀和心理支持服务。""逐步建立完善支持家庭养老的政策体系，支持成年子女与老年父母共同生活。""强化家庭养老功能。"

《慢性呼吸系统疾病防治行动》："提倡家庭中进行湿式清扫。""宠物毛发、皮屑是哮喘发病和病情加重的危险因素，建议有哮喘患者的家庭尽量避免饲养宠物。"

（四）个人层面要更新观念，培养健康生活方式

倡导"每个人是自己健康第一责任人"的理念，促进人们形成健康的行为和生活方式。构建自我为主、人际互助、社会支持、政府指导的健康管理模式，将健康教育与健康促进贯穿于全生命周期，推动人人参与、人人尽力、人人享有。世界卫生组织发布的影响人类健康的诸多因素中，烟草和酒精摄入、高血压、肥胖和缺乏身体活动作为主要风险因素将需要紧急和有针对性的干预。高血压是引起脑卒中的最重要的危险因素之一，其他危险因素还有心脏病、糖尿病、吸烟及饮酒等。吸烟、酗酒、缺乏锻炼、不合理膳食等不良生活习惯在我国也普遍存在，由此导致多种疾病，比如心脑血管疾病、癌症、慢性呼吸系统疾病、糖尿病等慢性病的高发，严重影响人的健康和工作、生活。培养健康生活方式，加强健康干预，是应对慢性病、提升健康水平的关键所在。以猝死为例，几乎只能靠预防。

"普及健康生活""加强健康教育"是《"健康中国2030"规划纲要》的重要内容。宣传引导全民积极参与健康中国建设，从个人行动转变开始。通过互联网、电视、社区宣传栏等方式

普及健康科学知识，宣传健康行为、习惯，逐渐地、潜移默化地培养大众的健康生活方式，也是应对疾病的最直接、最积极的方式。

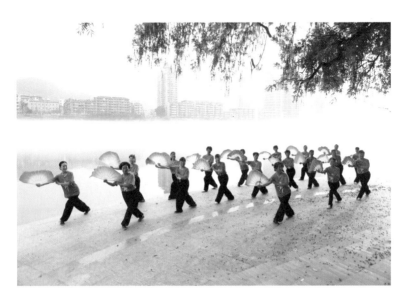

﹡ 2017年8月8日，在浙江省建德市新安江畔的虹桥公园，社区健身队的中老年队员在练习木兰扇。这五年，体育回归"发展体育运动、增强人民体质"的初心——把全民健身上升为国家战略，把增强人民体质、提高健康水平作为根本目标，营造重视体育、支持体育、参与体育的社会氛围，倡导形成全民健身的新时尚（新华社，宁文武摄）

二、技术合力：中西医并重

全面推进健康中国建设在医疗技术水平层面，核心就是要坚持中西医并重。从把"团结中西医"作为新中国卫生工作方针之一，到新时代"坚持中西医并重"，并已经在《中华人民共和国基本医疗卫生与健康促进法》中予以明确。中医药和西医药相互补充、协调发展，已经成为中国特色医药卫生与健康事业的重要特征和显著优势，中医药在治未病、防治重大疾病和康复中的重要作用日益彰显。

2019年，习近平总书记对中医药工作作出重要指示强调，要遵循中医药发展规律，传承精华，守正创新，加快推进中医药现代化、产业化，坚持中西医并重，推动中医药和西医药相互补充、协调发展，推动中医药事业和产业高质量发展，推动中医药走向世界，充分发挥中医药防病治病的独特优势和作用，为建设健康中国、实现中华民族伟大复兴的中国梦贡献力量。

坚持中西医并重是高度文化自信和开放包容思想的融合。在新冠肺炎疫情防控实践中，中医药参与救治和预防，中西医结合疗法发挥了积极而重要的作用。实践告诉我们，重大疫情防控需要中西医相互合作、协调发展，发挥好中医药的独特优势，是建设健康中国的技术保障。健康中国建设不是照搬他国政策方针，而是要走出一条中国特色卫生健康道路。

| 知识链接 |

中医药抗疫有实效

我国历史上曾经发生过很多次瘟疫，根据《中国疫病史鉴》记载，自西汉以来，中华大地先后有三百多次较大的疫病发生，中医药一次次帮助我们的先人们挺了过来。

新中国成立后，1956年发生流行性乙型脑炎，2003年发生了"非典"，2009年发生了禽流感等重大疫情。在中医"辨证论治、三因制宜"的思想指导下，中医药对疫情防治发挥了重要的作用。

面对百年未遇的疫情大考，中医药交出了一份出色的抗疫答卷。在抗击新冠肺炎疫情过程中，应对新冠肺炎联防联控机制科研攻关组下专门设立了中医药专班，根据对临床救治的观察和总结，推出了"三药三方"等临床有效的中医药治疗办法，为救治、防控发挥了广泛的、重要的作用。《抗击新冠肺炎疫情的中国行动》白皮书指出："中医药参与救治确诊病例的占比达到92%。湖北省确诊病例中医药使用率和总有效率超过90%。"国际社会高度评价，"中西医结合的方式是抗击疫情的重要方案，正为全球抗疫作出贡献"。

2010年11月16日，"中医针灸"入选人类非物质文化遗产代表作名录。中医针灸为解决人类健康问题提供了中国方案，也让国际社会认识了中医药。中医药"治未病"的思想与我国"预防为主"的卫生健康方针是一致的，也完美契合健康中国行动的理念。中医药学体现了独具特色的医学与哲学、自然科学与人文科学的融合和统一，在几千年实践中形成了全球范围独树一帜、疗效确切、覆盖人生命全周期的医学科学。

2013年至2019年中国中西医结合医院机构数及床位数均逐年增长，2019年中国共有699个中西医结合医院，较2018年增加了49个；2019年中国中西医结合医院共有11.77万张床位数，较2018年增加了0.71万张。2021年6月，国家卫生健康委员会在《关于进一步加强综合医院中医药工作推动中西医协同发展的意见》中提出创新中西医协作医疗模式。

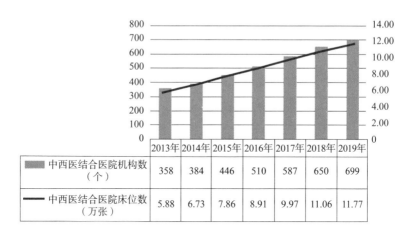

	2013年	2014年	2015年	2016年	2017年	2018年	2019年
▇ 中西医结合医院机构数（个）	358	384	446	510	587	650	699
── 中西医结合医院床位数（万张）	5.88	6.73	7.86	8.91	9.97	11.06	11.77

* 2013年至2019年中国中西医结合医院机构及床位数

| 知识链接 |

创新中西医协作医疗模式

（一）将中医纳入多学科会诊体系。综合医院要在院内会诊管理、多学科诊疗管理等相关制度和流程中明确鼓励中医类别医师参加的要求。各临床科室收治的急危重症和疑难复杂疾病开展多学科会诊时，应当根据病情需要邀请中医类别医师参加。医院组建多学科诊疗团队（MDT）时鼓励中医类别医师加入，共同研究中西医结合治疗方案。

（二）在综合医院各临床科室加强中西医协作。根据临床需求，强化综合医院临床科室中医类别医师配备，与临床类别医师共同打造中西医结合团队，按照综合医院登记注册的中医科、中西医结合科、民族医学科等诊疗科目，开展中西医联合诊疗。鼓励针对中西医结合优势病种专门组建中西医结合专科专病科室。

（三）开展综合医院科室间中西医协同攻关。综合医院要紧密结合本院的发展重点和优势专科，针对中医药治疗有优势的病种，找准中医药治疗的切入点和介入时机，通过中西医协作，研究制定实施"宜中则中、宜西则西"的中西医结合诊疗方案。

三级综合医院要加强中西医结合临床研究工作，聚焦癌症、心脑血管病、糖尿病、感染性疾病、阿尔茨海默病、高原病防治和微生物耐药问题等，积极探索开展中西医协同攻关，形成中西医结合诊疗方案。

（四）深化综合医院和中医医院中西医协同攻关。国家中医药局、国家卫生健康委和中央军委后勤保障部卫生局扩大并深化重大疑难疾病中西医临床协作试点项目，推动中西医强强联合，共同研究制定重大疑难疾病中西医结合专家共识和临床诊疗指南。鼓励各省（区、市）开展省级重大疑难疾病中西医临床协作试点。

中西医各有优势，各有侧重，二者不是对手，而是以治病救人为共同的目的。坚持中西医健康理念和方法，优势互补、融合利用；坚持中西医并重，取长补短、相互借鉴，汇聚中西医之优势，以人的健康最大化为原则，构建具有中国特色的医疗卫生健康体系。坚持中西医并重，亟需做好中医药传承创新工作。注重发挥中医药在疾病预防、康复方面的优势，并积极参与重大疾病的协同治疗，促进中西医协同、融合发展。要按照中医药自身的生存发展规律去设置管理体制与机制，真正做到中医药与西医药"平等待遇"。

| 知识链接 |

中医药应该有自己的特点

中医重视"整体"，认为"上医医心、中医医人、下医医病"，强调对疾病的预防和全身心的调养；西医注重局部，是一种生物医学模式，强调发生病变的组织、器官的细节和检查化验具体数字，治疗方法比较广泛。

中医、西医在理论基础、诊疗、技术、方法等方面存在差别。因此，中医药在制度、标准、评价、管理等方面应该有自己的特点，应建立健全符合中医药发展规律的政策和法规。

2021年5月12日，习近平总书记在河南南阳调研时指出："中医药学包含着中华民族几千年的健康养生理念及其实践经验，是中华民族的伟大创造和中国古代科学的瑰宝。要做好守正创新、传承发展工作，积极推进中医药科研和创新，注重用现代科学解读中医药学原理，推动传统中医药和现代科学相结合、相促进，推动中西医药相互补充、协调发展，为人民群众提供更加优质的健康服务。"

三、制度政策合力："将健康融入所有政策"

"将健康融入所有政策"是世界卫生组织在全球倡导的一项健康促进与发展战略，强调健康是多部门的责任，通过跨部门协作凝聚力量，积极应对人类面临的健康威胁，以提升人口健康水平。

| 知识链接 |

"将健康融入所有政策"形成过程三阶段

第一个阶段是"跨部门协作"。1978年《阿拉木图宣言》认为，在过去，公共卫生是卫生系统或者某个部门的责任，需要转向社会多部门协作的整个社会的行动。

第二个阶段是"健康的公共政策"。1986年《渥太华宪章》将健康问题上升到公共政策的高度。为了提升公众健康水平，需要营造全社会的公共政策支持性环境。

第三个阶段是"将健康融入所有政策"。2010年《阿德莱德声明》首次使用"将健康融入所有政策"的表述，2013年《赫尔辛基宣言》正式把"将健康融入所有政策"定义为"一种以改善人群健康和健康公平为目标的公共政策制定方法，它系统地考虑这些公共政策可能带来的健康后果，寻求部门间协作，避免政策对健康造成不利影响，促进公众健康和提高健康公平"。

"将健康融入所有政策"需要各国根据情况实行适合本国国情的策略，精心设计每一个"融入点"，管理好所有的实践行动。2013年芬兰全球健康促进大会后，我国在政府层面开始关注"将健康融入所有政策"，并且在健康城市（村镇）建设、慢性病防控领域进行了先期探索；2016年在全国卫生与健康大会上被正式提出；2019年12月28日，《中华人民共和国基本医疗卫生与健康促进法》正式颁布。该法第六条规定"将健康理念融入各项政策"，这也是我国新时期卫生与健康工作方针的重要内容，其重要性不言而喻。"将健康融入所有政策"，既要靠医疗卫生服务的"小处方"，更要靠社会整体联动的"大处方"。"一个深坑两块板，三尺石墙围四边"，曾经是农村厕所的普遍情况。厕所卫生条件差，不仅影响居住环境，也容易导致"粪—口"途径传播疾病的发生。2015年起，习近平总书记多次就"厕所革命"作出重要指示。随着近年来"厕所革命"在各地加快推进，截至2020年底，全国农村卫生厕所普及率达68%以上，每年提高约5个百分点，累计改造农村户厕4000多万户[1]。引导学生从小养成健康生活习惯，锻炼健康体魄，预防近视、肥胖等疾病；中小学生每天校内体育活动时间不少于1小时；学校眼保健操普及率达到100%；读写连续用眼时间不宜超过40分钟……健康中国行动不断落细落小落实。从"厕所革命"到用水问题，从防治"小眼镜"到增强体育运动……看似一些小事，实则都是大事。只有像习近平总书记在全国卫生与健康大会上所强调的，"把健康融入所有政策，人民共建共享"，才能找到建设健康中国的正解。

随着工业化、城镇化、老龄化的发展，由于疾病谱、生态环境、生活方式的不断变化，我国仍面临多重疾病威胁并存、多重健康影响因素交织的状况。对此，各级党委和政府要建立定期研究部署重大疫情防控等卫生健康工作机制，建立健全党委统一领导，党政齐抓共管的工作格局。习近平总书记多次强调，"要推动将健康融入所有政策，把全生命周期健康管理理念贯穿城市规划、建设、管理全过程各环节"。实施健康中国建设，需要与各行各业建设相结合，构建制度化、常态化的"将

1.陈芳,徐鹏航.领航健康中国建设：为了人民的新期盼[J].瞭望,2021(33):12-19.

健康融入所有政策"的发展策略，需要有法律法规等原则性规定，还需要建立操作性较强的实施机制。

1."将健康融入所有政策"从政治维度来看，就是"健康优先"，是实现目标的前提条件。健康优先要从发展意识提升到危机意识。

健康风险和危机意识下的健康优先更加注重以下三个方面的发展导向：

一是财政投入的健康优先。为改变"重治疗、轻预防"的局面，中央政府强化在医疗卫生领域的财政事权和支出责任，各级财政将优先支持过去一直处于医改短板的卫生防疫、医疗物资储备、传染病院区扩建、应急性医院建设等。

二是公共资源规划配置的健康优先。促进公共医疗卫生健康服务水平与地方社会经济同步、协调发展，城市医疗卫生资源规划配置要充分考虑城市规模扩张、人口增长、流动人口等因素，避免发生医疗挤兑；区域一体化发展规划将实现医疗资源在数量、等级、功能、分布上的均衡；提升基层公共医疗卫生服务机构防控重大公共安全风险的能力等。

三是问责事项的健康优先。中国战疫取得重大成就的背后，对疫情防控中失职失责官员的严厉问责发挥了震慑、警示作用，对扰乱疫情防控的责任人进行行政处罚维护了疫情防控的良好秩序。因此，在国家安全战略下，健康优先理念的公共卫生健康治理要建立健全监督机制，细化对失职失责问题的追责机制。

2."将健康融入所有政策"从科学维度来看，就是"健康评价"，是实现目标的保障机制。健康评价需要从任意性选择转变为制度化践行。

目前，我国健康影响评价制度还处在起步阶段，政府行政决策前的健康评价制度有待改善，"各部门对'将健康融入所有政策'理解差异较大，真正落实到行动上很少，严重影响预防为主方针的落实"[1]。健康影响评价是"将健康融入所有政策"的循证实践活动，为政府决策提供扎实的"证据"以推动"政策"的制定，应当把健康评价置于行政决策评估程序中，推进健康评价制度化建设。

首先，我国的健康立法主体以部门为主，多是管理型立法，部门之间存在较大争议的事项往往拖了很久也无法决策。例如全国性的控烟法规、健康建筑法规、生活垃圾处理管理法规等立法动议或者法规草案早已形成，但是迟迟不能达成一致意见。在这种情况下引入"第三方健康影响评估制度"，以科学证据来弥合分歧。

其次，在重大行政决策程序的"风险评估"中增加健康影响评价的内容。在国务院《重大行政决策程序暂行条例》第22条，重大行政决策的实施可能造成不利影响的因素中增加"公共健康"，赋予决策者组织评估决策草案中的"公共健康风险"可控性的法定义务。完善该"制度细节"，是对我国《基本医疗卫生与健康促进法》中"将健康理念融入各项政策"规定的承接落实。

最后，保障专家和利益相关者在健康影响评价中"能参与"

1.中华预防医学会新型冠状病毒肺炎防控专家组. 关于疾病预防控制体系现代化建设的思考与建议[J]. 中华流行病学杂志, 2020, 41(4):453-460.

和"敢表达"。在公共卫生等专业性较强的领域中，要明确建立规范的综合性风险研判机制，确保不同领域的专家有充分的机会表达意见。

3."将健康融入所有政策"从行政维度来看，就是"健康协同"，是实现目标的执行过程。健康协同从分而治之重塑为整合中枢型大协同。

"将健康融入所有政策"的初衷就是改变健康问题在各部门间碎片化的管理，改善健康行动力量分散的困局。因此，实现"将健康融入所有政策"的协同，是一个从宏观到微观、既有核心枢纽组织又有机构与职能整合的框架体系。

从国家权力配置的宏观角度，实施"将健康融入所有政策"需要构建"立法、行政、司法"三方面的健康协同格局。立法机构是健康协同的顶层设计者，"健康融于所有政策"要求各部门制定政策首先要审视健康问题，进行健康评价，健康问题也不再局限于医疗卫生行政部门。立法机构拥有健康问题的基本立法权，对健康发展的方向性、全局性、长远性问题进行统筹规划，从健康的价值出发，取向审议各部门政策法规制度。立法机关还是健康协同的监督者，通过审议国家和地方政府的公共健康报告，监督政府履行健康发展职责的情况；司法机关是健康协同的法治守护者，在有关健康问题的侵权诉讼、公益诉讼、行政给付诉讼等诉讼中，司法救济能够保障健康权的"个案正义"，从而推动实现"普遍正义"。还可以采用司法建议的方式，推动行政机关矫正妨碍健康公平性实现的行政行为。

从政府部门的中观角度，组建"将健康融入所有政策"的倡导、协调、评议机构，旨在整合各部门涉及健康方面的问题，彻底把"健康"转变为社会公共问题，由全社会共治共享。在卫生健康委员会内部层面，组建"将健康融入所有政策"的中枢型行政机构，为各部门提供健康信息来源、循证决策、健康效果评估等技术性支持。重新认识疾病预防控制的行政职能，在疫情常态化形势下，做到平战结合、医防协同。

从医疗卫生服务模式的微观角度，一直以来医疗机构的任务都是诊病治疗、挽救生命。在大健康观下，健康已经成为社会公共问题，各行各业都需要将健康视为己任，医疗卫生机构的责任更应该涵盖"诊疗、预防、康复以及健康教育、健康管理"等健康服务的全方面，各级医疗机构实现临床医学与公共卫生的融合是在社会体系末梢端传递"将健康融入所有政策"。因此，在我国基本医疗卫生事业的公益性前提下，以基层医疗卫生机构为主体联合乡镇、街道社区以及其他社会公共服务力量，把健康教育、预防、诊疗等健康促进行动关口前移到乡村、社区，以实现公共医疗卫生健康的社会效益产出。

加快将健康融入所有政策，就要加大健康知识、健康教育在基层民众的传播，加强对学前教育和义务教育阶段青少年、儿童的健康教育活动，构建整体的、系统的健康教育国民教育体系。建立政府主导、部门合作、全社会参与的全民健康素养促进长效机制和工作体系，全面提高我国城乡居民健康素养水平。建立健全公民健康信息登记制度，把居民主要健康指标改善情况作为各级政府目标考核的内容；把各项社会发展规划、政策制定以及工程项目实施都纳入健康影响评估的范畴。实现健康融入所有政策，融入百姓每一天的生活。

| 知识链接 |

中国"战疫"创造了"将健康融入所有政策"的新案例

2020年初，新冠肺炎疫情发生后，中国政府把人民群众生命安全和身体健康放在第一位，第一时间采取了最全面、最彻底、最严格的防控举措，取得重大成效。

2020年初，新冠肺炎疫情发生后，习近平总书记作出"把人民群众生命安全和身体健康放在第一位，坚决遏制疫情蔓延势头"的重要批示，凸显了党中央应对重大公共健康危机的快速反应能力和责任担当，是党执政为民理念的最好诠释。在健康优先的抗疫总方针指引下，各级政府才能够在经济运行和疫情防控之间果断做出选择。

在全国抗疫过程中，立法、执法、司法、守法各环节同向发力，切实推进依法防控、科学防控、联防联控。全国人大常委会作出全面禁止野生动物交易和食用的规定，开创了在重大健康问题上突破部门立法的局限性，体现了立法目标"健康化"的价值引领。为了规范公众防疫行为和维护公共秩序，对于妨害疫情防控的违法犯罪行为，最高人民法院和最高人民检察院发布了司法解释和典型案例。

建立国务院联防联控工作机制，各部委以单独或联合形式发布涉及疫情防控的全方位支持性政策，形成"疫情防控"的政策协同网络，构筑了疫情防控的铜墙铁壁。关键时刻，中国以宁可一段时间内经济下滑甚至短期"停摆"，也要对人民生命安全和身体健康负责的巨大勇气，对湖北省和武汉市果断采取史无前例的全面严格管控措施。正如世界卫生组织所说，中国采取了历史上最勇敢、最灵活和最积极的防控措施，改变了疫情快速扩散流行的危险进程，减少了数十万病例的发生[1]。

中国抗疫为最大限度维护本地区和全球的公共卫生安全作出了重大贡献，同时也创造了"将健康融入所有政策"新的实践案例。

四、国际合力：构建人类卫生健康共同体

地球是人类共同的家园，人类已经存在于一个共同体之中，命运与共、发展与共。但是，局部战争、恐怖袭击等传统安全问题依然困扰着全球安全和发展，同时，环境恶化、重大传染性疾病等非传统安全问题，对人类的生存和发展构成的威胁越来越严重。当前肆虐全球的新冠肺炎疫情，暴露了全球公共卫生治理协调共治能力的不足。

人类命运共同体是中国为解决全球治理难题提出的一种新思路、新方案。人类命运共同体理念揭示了分享、合作、共赢、包容的精神内核。2018年3月，十三届全国人民代表大会通过《中华人民共和国宪法修正案》，序言部分写入推动构建人类命运共同体的内容，使构建人类命运共同体思想正式上升为国家意志。在抗击新冠肺炎疫情的关键时期，中国又提出了共建人类卫生健康共同体的倡议，进一步充实和延伸了人类命运共同体的内涵。

人类卫生健康共同体就是把全人类在卫生健康方面的命运

1.参见《中国—世界卫生组织新型冠状病毒肺炎（COVID-19）联合考察报告》。

作为一个有机整体，致力于保障全人类的生命安全和身心健康。全球公共卫生健康治理不是多个国家治理的简单叠加，而是包括地方层次、国家层次、区域层次和全球层次等多层次的治理。目前，许多全球卫生健康问题仍然存在治理制度缺失、治理主体彼此间信息沟通不畅、协调程度不一致等不足。不同国家出于自身利益的考虑，在面对全球公共卫生健康问题时应对态度、处理方式存在巨大的差异，造成了全球公共卫生健康问题解决方面的困难。2020年3月，国家主席习近平致电法国总统马克龙时，首次提出打造人类卫生健康共同体的倡议。2020年5月18日，国家主席习近平在第73届世界卫生大会视频会议开幕式上，再次呼吁各国携起手来，共同构建人类卫生健康共同体。构建人类卫生健康共同体的提出，既是对人类命运共同体理论内涵的丰富，也是对时代特征的精准把握。它的提出，就是为了更好地应对全球公共卫生健康问题，加强全球公共卫生健康治理。

生命权与健康权是世界上每一个人所固有的、基本的权利，与其民族身份、所处的国家和社会经济环境等没有关系，保护人民的权利，实现人类健康是社会文明的标志。实践告诉我们，面对疫情各国应超越地域、种族、历史文化乃至社会制度的不同，加强团结合作，共同维护人类健康。只有全面加强国际合作，共同构建人类卫生健康共同体，凝聚起战胜疫情强大合力，才能赢得人类同重大传染性疾病斗争的最终胜利。

中国政府坚持"人民至上、生命至上"的理念，尊重生命的价值和尊严，在抗疫时，积极与世界各国开展国际抗疫合作，分享抗疫经验、援助抗疫物资，与世界各国人民一起筑起疫情防控共同体，自觉践行人类卫生健康共同体理念，在全球重大公共卫生安全危机治理中正在发挥越来越重大的作用。截至2021年5月，中国已为受疫情影响的发展中国家抗疫以及恢复经济社会发展提供了20亿美元援助，向150多个国家和13个国际组织提供了抗疫物资援助，为全球供应了2800多亿只口罩、34多亿件防护服、40多亿份检测试剂盒。在2021年5月21日全球健康峰会上，国家主席习近平更是宣布，中国将在未来3年内再提供30亿美元国际援助，用于支持发展中国家抗疫和恢复经济社会发展；中国已向全球供应3亿剂疫苗，将尽己所能对外提供更多疫苗；中国支持本国疫苗企业向发展中国家进行技术转让，开展合作生产；中国已宣布支持新冠肺炎疫苗知识产权豁免，也支持世界贸易组织等国际机构早日就此作

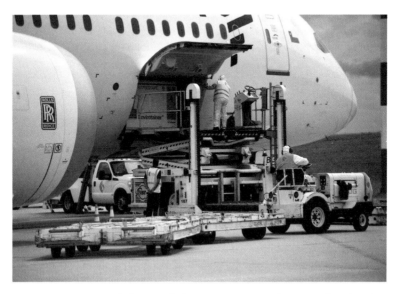

＊ 2021年3月16日，在乌拉圭首都蒙得维的亚，工作人员从飞机上卸载中国科兴新冠疫苗（新华社，尼古拉斯·萨拉亚摄）

出决定；中国倡议设立疫苗合作国际论坛，由疫苗生产研发国家、企业、利益相关方一道探讨如何推进全球疫苗公平合理分配。每一项举措都鲜明地表现出中国为全球抗疫所作的巨大努力，以及与全球各国携手并肩，坚定不移推进抗疫国际合作的强烈意愿。

2021年5月21日，国家主席习近平在全球健康峰会上指出："这场疫情再次昭示我们，人类荣辱与共、命运相连。面对传染病大流行，我们要秉持人类卫生健康共同体理念，团结合作、共克时艰，坚决反对各种政治化、标签化、污名化的企图。搞政治操弄丝毫无助于本国抗疫，只会扰乱国际抗疫合作，给世界各国人民带来更大伤害。"疫情对未来各国之间的合作产生重大影响：第一，强化各国间的政策沟通，以减少乃至避免更多冲突，尤其是大国间的冲突。要站在人类命运共同体的角度加强政策沟通，避免大国冲突造成人类共同的悲剧。世界各国间有了更好的政策沟通，才会有更好的全球社会环境，人类文明才会有进一步良性发展和繁盛的基础；第二，明确阐释了人类相互联通、沟通命运的未来，在经济上进一步加强各国间互联互通的政策导向；第三，极大地提升各国社会之间的全球认同。过去我们只认同国家，现在不仅要认同国家，也要认同国家之上的人类命运共同体。

第 10 章

自信人生二百年，会当水击三千里

——健康中国建设要"充满自信"

全党要坚定道路自信、理论自信、制度自信、文化自信。当今世界，要说哪个政党、哪个国家、哪个民族能够自信的话，那中国共产党、中华人民共和国、中华民族是最有理由自信的。有了"自信人生二百年，会当水击三千里"的勇气，我们就能毫无畏惧面对一切困难和挑战，就能坚定不移开辟新天地、创造新奇迹。

　　——习近平总书记在庆祝中国共产党成立95周年大会上的讲话（2016年7月1日）

我国拥有五千多年的悠久历史，生生不息。放眼全世界，几大文明古国只有中国存留至今、不曾断绝。中国传统健康文化蕴含着代代相传、丰富多彩的健康知识与技能，透射出我们建成健康中国的古老的文化自信。建成健康中国必将成为中华民族伟大复兴的一个关键加速器、一个重要里程碑。

一、中国传统健康文化底蕴深厚

中华民族五千年文明及由此形成的健康文化给予健康中国建设以文化上的自信。2010年6月20日，习近平在澳大利亚墨尔本出席皇家墨尔本理工大学中医孔子学院授牌仪式时强调，中医药学凝聚着深邃的哲学智慧和中华民族几千年的健康养生理念及其实践经验，是中国古代科学的瑰宝，也是打开中华文明宝库的钥匙。深入研究和科学总结中医药学对丰富世界医学事业、推进生命科学研究具有积极意义。这是对中医药学的高度肯定。

| 知识链接 |

为什么中医药学被誉为中华文明宝库中的"钥匙"

中医药学全面、系统、完整地保有中华文明的核心理念；中医药学在思路方法、基本观念、实质内容、表述方式等方面，能够全面、系统、完整地保有中华文明的基因；中医药学在凝聚中国古代哲学智慧、健康养生理念、防病治病的理法方药等方面，能够全面、系统、完整地保有中国古代科学的成果[1]。

2019年，习近平总书记对中医药工作作出重要指示指出，中医药学包含着中华民族几千年的健康养生理念及其实践经验，是中华文明的一个瑰宝，凝聚着中国人民和中华民族的博大智慧。新中国成立以来，我国中医药事业取得显著成就，为增进人民健康作出了重要贡献。

修身养性，追求长寿健康，是人类亘古迄今的美好愿望。"养生"一词最早出现于《庄子·内篇》。所谓养，即保养、培养、补养的意思；所谓生，就是生命、生存、生长的意思。总之，养生就是根据自身的发展规律达到保养生命、增进健康的意思。《中国大百科全书》将养生的概念定义为："以调阴阳、和气血、保精神为原则，运用调神、导引吐纳、四时调摄、食养、药养、节欲、辟谷等手段，以期达到健康长寿的方法。""养生"在中国古代又称为"摄生"，所谓"摄"，包含了"保养"的方式，《道德经》中就有"善摄生者"的论述。有关养生的理论和方法称为"养生术""养生之道"[2]。中医药健康养生文化可以归纳为：起源于中华优秀传统文化，以中医药学为理论基础，以中医健康养生理念为指导，有助于促进人们身心健康的理论、规律、方法、习俗和技术的总和[3]。

1.孙光荣.把祖先留的宝贵财富传承发扬好[N].中国中医药报,2015-12-25(1).
2.刘君,刘树军,郭建菊.论中国传统文化下的养生观[J].搏击(武术科学),2012,9(1):96-98.
3.梁尚华,章林,李海英,等.关于中医药健康养生文化"创造性转化与创新性发展"的研究与思考[J].中医药文化,2017,12(6):50-53.

中国古代各派哲学思想，虽然有不同的价值取向，但基于相同的文明背景，所以其思想从基点到指归，有着根本性统一，这一共同基点即是对宇宙天地间生命、生机与生生不息的自然之象发生缘由的探究与思索，而共有的指归，则是对这种生机活力的挚爱与维护。这种理念放诸日益工业化、市场化的今天，尤其值得我们深思。

（一）道家先贤的"道法自然"思想

老子的健康之道，贵在法于自然。他倡导"人与天地相生"，"道生之，德养之"。人依着自然本性去行动就叫作道，人的行动适合了其自然本性就叫作德。因此，老子主张顺其自然、知足不辱、知止不殆、至虚守静，尽量使心灵坚守清净。庄子认为养生必须养神以保形，保形以养神，形神兼养才能长生，并试图通过对宇宙事物做一种根源性的把握，从而达到一种破除认知之心、功利之心、敬畏之心的心灵审美状态，它在某种程度上与现代意义上的精神生态有着相通之处。

道家思想体系对后世中医养生学产生了重要的启蒙作用。这里列举几个基本健康观：

1.天人合一的整体观。道家"道法自然"思想阐明了人和自然本质是相通的，一切人事均应顺乎自然，达到人与自然的平衡、和谐。明确把天文、地理、人事作为整体看待，人既是自然界的人，又是社会的人；人生活在自然界，又生存在人事社会之中，不能离开社会群体而生存。可以看出，自古以来人们就认识到，影响健康和疾病的因素，既有生物因素，又有社会和心理的因素。从人与自然、人与社会的关系中去理解和认识人体的健康和疾病，十分重视自然环境和心理因素的作用，并贯穿在病因考察、治疗以及保健预防的各个环节中，如强调养生要"顺四时而适寒暑"。认为人体本身是有机整体，把人的五脏与五体、九窍、五声、五音、五志、五液、五味等联系起来，组成整个人体和五个系统，在此基础上又根据脏腑的表里关系通过经络联系起来，共同协调地完成人的生命活动。道家的这种形神合一，以神统形的整体观形成了观察世界、观察世间万事万物的辩证唯物观以及以此为基础而形成的中国传统文化的大统一的整体观。

五行与人、自然[1]

自然界							五行	人体						
五音	五味	五色	五化	五气	五方	五季		五脏	五腑	五官	形体	情志	五声	变动
角	酸	青	生	风	东	春	木	肝	胆	目	筋	怒	呼	握
徵	苦	赤	长	暑	南	夏	火	心	小肠	舌	脉	喜	笑	忧
宫	甘	黄	化	湿	中	长夏	土	脾	胃	口	肉	思	歌	哕
商	辛	白	收	燥	西	秋	金	肺	大肠	鼻	皮	悲	哭	咳
羽	咸	黑	藏	寒	北	冬	水	肾	膀胱	耳	骨	恐	呻	栗

2.调整阴阳的平衡观。道家养生学认为阴阳分别代表人体内相对的双方。《内经》说"生之本，本于阴阳"，中医药学认为人体生命活动可以归结为阴、阳两方面相互作用和彼此消长、转化的过程。人体正常生命状态下，阴阳处于动态平衡，是一种相互协调、和谐的状态。人体受内外因素影响导致自身调节紊乱，引起阴阳失衡便会导致疾病。人体养生，无论是饮食起

1.孙广仁.中医基础理论[M].北京：中国中医药出版社，2009.

居、精神调摄、自我锻炼、药物作用，都离不开协调平衡阴阳的宗旨。这说明道家养生文化非常注重对称与平衡的哲学。日常生活中，要坚持锻炼助阳气升发，注意早睡早起以"静"生阴，同时，避免"风寒暑湿燥火"六邪伤及阴阳，规律饮食、饥饱适宜。

阴阳五行学说是中医药学的理论基础。五行学说是辨析金、木、水、火、土五种物质的属性及其内在联系，通过类比，说明人体内脏、经络等组织构造之间的生理、病理关系及其与外界环境的联系。

3.动静结合的恒动观。道家认为人的生命活动，从发生、发展到消亡的全部过程，始终贯穿着一系列内部矛盾运动，这种运动就是升降出入，如果人体的升降出入运动发生障碍就是患病。所以中医养生学非常重视用运动变化的观点来指导防病治病。老子说："清静为天下正。"保持静养，心神清净，不仅能使精气内藏、意志平和，还能固护正气、抗邪于外。告诫人们在生活中，不做勉强的事，不胡思乱想，做到意念纯正、无争无贪，心神宁静也是防疾祛病的"精神方法"。当然这里的"静"不是绝对的静止，而是另一种运动形式，运动是绝对的，静止是相对的，动静结合，相辅相成，是养生保健之大旨。

4.知常达变的辩证观。道家养生强调原则性和灵活性，这种朴素辩证法体现了中国哲学的特色和优势。道家强调养生要因时、因地、因人而异，要根据时令、地域和个人的体质、性别、年龄的不同而制定相应的方法。道家将这种朴素辩证法概括为"知常达变"。

中国道家养生历史悠久，博大精深，其理论基础主要为中国传统的生命科学理论。其主旨是让人们的生活方式"道法自然"规律生活，中国的道家思想文化深深地影响着中国的养生学，并由此发展成养生、修身理论。但需要警惕的是，现在社会上有些人打着"气功大师""养生大师"的旗号招摇撞骗，我们要用科学理性进行辨别，切莫被非法行医蒙蔽，伤到自己。

在如今人与物关系高度紧张的社会现实中，道家思想提倡的淡泊名利、功成身退、安时处顺等处世方法也正是当今社会迫切需要的幸福指南，它应当成为每个社会个体内心的自觉意识。相应地，本次疫情危机警示我们，应以更大的格局去思考真正推动人类社会演化的力量，认真审视归根复命、返璞归真的生态哲学，建立尊重科学和客观规律的人文传统，引导更广大的群体深刻理解人类世界本源性和普遍性，更好的尊重自然、尊重生命，尊重人类自己。

（二）儒家先贤的"修身养性"理念

儒家思想作为中国传统文化的主流思想，形成了一套指导修身养性、提倡"中庸平和"人格养成的规则体系和原理原则，对于现代生活方式具有积极的警示和引导意义。在儒家以"仁"为核心的哲学思想中，蕴藏了富有哲理的、科学的"修身养心，仁寿相兼"的养生思想，非常值得后人借鉴。

孔子将儒家仁爱学说与养心养性之道相结合，在精神层面将"仁"作为修身养性的理论基石，极其重视道德修养和心态调节，主张"知者不惑，仁者不忧，勇者不惧"，"大德者必寿"，

"知者乐，仁者寿"，认为有仁德之人往往心胸开阔、精神愉悦，有助于延年益寿，反之，如果凡事斤斤计较、怨天尤人，则会导致人消极颓废、萎靡不振，对健康非常不利，这在孔子关于养生的观点中起着提纲挈领的作用。孟子倡导"存心养性"，表现在：①主张养"浩然之气"，认为人生的目标并不仅要生存，更应坚守高尚的气节、作风和精神；②提倡"养心莫善于寡欲"，知足常乐，不患得患失；③强调"居移气，养移体"，认为地位和环境可以改变人的气质，修养或涵养可以改变人的素质，人们应善于利用条件，克服内外因素产生的消极影响。

儒家学说对于"心""性"的推崇，体现着对生命价值、人心安顿的关心。从理念层面看，应开展对修德、治气、养心、寡欲等儒家哲学的研发阐释和普及教育工作，大力提升人们主动获得持续健康的能力、良好的社会适应能力和健康完美的生活品质；从实践层面看，应推动儒家人文精神与文化、旅游、体育等健康产业相融合，将其核心价值理念作为重要的创意创新资源加以利用，融入文、体、旅产品的研发生产过程，彰显"身心并进"的人文价值和人本情怀。

（三）医家先贤的"治未病"观念

中医起源于原始社会，最早当属部落里的巫师，所以医的繁体字里还保留"巫"字。春秋战国时期，中医理论体系基本形成，代表人物是扁鹊，医书是《黄帝内经》。中医药学在两千多年的实践过程中，为中华民族的健康维护作出了重大的贡献，蕴含着诸多行之有效的思想和方法，其中，起源于我国《黄帝内经》的"治未病"是中医健康文化的核心理念之一。

| 知识链接 |

建议读读《黄帝内经》

《黄帝内经》是中国最早的文化典籍之一，是公认的中国传统医学经典之首，集预防、治疗、养生三位于一体，对维护健康、防治疾病、养生益寿的理论方法进行了详细记载。

从开展健康中国行动的视角看，《黄帝内经》至伟之处在于，它在遥远的古代，就是从当代对"健康"的完整概念出发来研究健康管理的，并且是从健康预期寿命的视角进行探索立论的，深刻揭示了全生命周期的规律，建立了全生命周期进行健康管理的视角，确立了"尽享天年"的管理目标。健康中国行动的15个专项行动，都是与它的健康管理思想相一致的。远古时期，在缺乏现代医学、医药技术的情况下，就有很多人可以活过百岁，这给予现代人很重要的启示。健康中国行动需要全社会共同努力，着力解决我们面临的老龄化问题、慢性病问题。掌握好《黄帝内经》健康管理的基本思想和原理，能够更好地开展"治身"——健康管理，做自己健康的第一责任人、亲友健康的第一促进者、公共健康的第一志愿者。

《黄帝内经》中所蕴藏的精华并不仅限于医药与健康管理，从它里面还可以汲取更多的精华。它不仅是中医药理论的源头，还是深邃的中国哲学智慧的源头，与《论语》《老子》等，是贯通的。中国人立身行事讲究"修身、齐家、治国、平天下"，不仅要学习治身，还要学习"治世"。《黄帝内经》说："上医医国，中医医人，下医医病。"读《黄帝内经》，不仅能学到健康管理思想，还能悟出许多管理思想。

《黄帝内经》是实现中华民族伟大复兴的战略优势资源，应该成为我们必读的参考书目。

医家作为诸子百家之一，在黄老道家理论基础上逐步形成协调阴阳、饮食调养、和调脏腑、通畅经络、节欲保精、动静适宜等中医养生的具体法则，倡导运用"防病于未然"的理念将健康端口前移，使得身心健康和主动健康行为变得有章可循、有法可依。

扁鹊被尊为"中华医祖"，奠定了传统中医学诊断法基础。他精于望色、听声、写影和切脉，可有效判断病症及其病程演变和预后。他十分重视疾病的预防，认为对疾病需要预先采取措施，把疾病消灭在萌芽状态中，这样可以达到事半功倍的效果。《扁鹊见蔡桓公》一文即传达出扁鹊见微知著，防患于未然，不要讳疾忌医的正确防患观。《魏文王问扁鹊》则说明了"病情严重之时挽救不如病情刚发作之时控制，病情刚发作之时控制不如病情发作之前预防"的道理。

| 知识链接 |

谁的医术最好

魏文王求教于名医扁鹊："你们兄弟三人都精于医术，那么请问，在你们三兄弟中，究竟谁的医术是最好的呢？"

扁鹊回答道："大哥的医术最好，二哥的医术差些，而我是三个人中医术最差的那一个。"

魏文王又问："那为什么你在兄弟三人当中是最出名的

呢？"扁鹊说："大哥治病，是在病情发作之前，那时病人自己还没有意识到自己身体不适，大哥就下药铲除了病根，这使他的医术难以被人认可，因为他治未被病，所以没有名气，只是在我们家中被推崇备至。我的二哥治病，是在病初起之时，症状尚不明显，二哥就能药到病除，使人都认为二哥只是治小病很有效。我治病，都是在病情十分严重之时，病人痛苦万分，病人家属心急如焚。他们看到我在经脉上穿刺，用针放血，或在患处敷以毒药以毒攻毒，或动大手术直指病灶，使重病患者的病情得到缓解或很快治愈，所以我名闻天下。"

"治未病"的思想经过历代医家的发展与完善，成为中医药理论体系不可或缺的组成部分，其思想价值在于将"治未病"作为奠定医学理论的基础和医学的崇高目标，倡导人们注重养生，保证健康，延长个体生命时限，提高生活质量。这种理念与中国传统文化中的忧患意识也是一脉相承的。"治未病"涵盖未病先防、既病防变、瘥后防复三个层面，强调人们应该注重保养身体，培养正气，提高机体的抗邪能力，达到未生病前预防疾病的发生，生病之后防止进一步发展，以及疾病痊愈以后防止复发的目的。疾病三级预防的观点恰与中医学"治未病"的理念相同，可以说我国在两千多年前就已经充分认识到疾病三级预防的重要性。这在理念上走在了世界前列，也正因如此，我们应该充分吸收中医治未病的理论与实践精华，用现代科学解释中医，应用于当下卫生健康事业的发展，并推动中西医结合，走有中国特色的卫生健康发展道路。

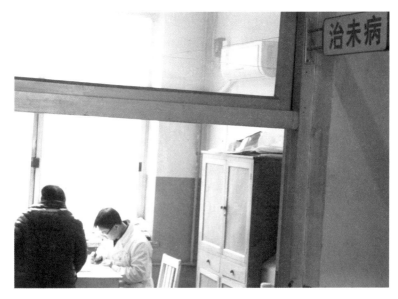

* 2013年2月27日，一名患者在河北望都县中医院"治未病"科就诊。为发挥中医药维护人民健康的独特作用，我国开展"治未病"健康工程，制定了12项中医养生保健技术规范，加强研究具有中医特色优势的健康状态干预技术方法，打造出一套更完整的"治未病"体系和方法（新华社，记者王晓摄）

中华优秀传统文化从"道法术"多维角度，为现代社会提供了寻求健康的基本规律、原理规则和具体方法，深刻影响着全社会的处世哲学、价值追求、生活理念。中华传统医学融合了儒释道各家先进学说，融汇了天文、地理、经济、文化等诸多理论，沉淀在丰富的中医药文献和历代中医药学家临床实践经验之中，这是有利于健康中国建设的取之不竭的源头活水。实践证明，中医可以在应对病毒性感染或病原未知的传染病、防止机体耐药发生、减少毒副作用、弥补疫苗研发迟缓等方面发挥作用。面对百年未遇的新冠肺炎疫情大考，中医药交出了一份出色的抗疫答卷。

2021年6月30日，中国获得世界卫生组织颁发的国家消除疟疾认证，成为中国卫生事业发展史上又一座里程碑。疟疾，是一种经蚊叮咬感染疟原虫所引起的蚊媒传染病。由于缺医少药，20世纪40年代我国每年报告约3000万疟疾病例。如今完全消除疟疾，连续4年无本地原发感染疟疾病例报告。世界卫生组织表示，中国的成功来之不易，是经过几十年有针对性的持续行动才取得的，是一项了不起的壮举。发祥于中华大地的中医药，正变得"国际范儿"十足。《黄帝内经》《本草纲目》被联合国教科文组织列入世界记忆名录，中医针灸、藏医药浴法被列入人类非物质文化遗产代表作名录。第72届世界卫生大会审议通过《国际疾病分类第十一次修订本（ICD-11）》，首次纳入起源于中医药的传统医学章节。关乎亿万人民健康福祉

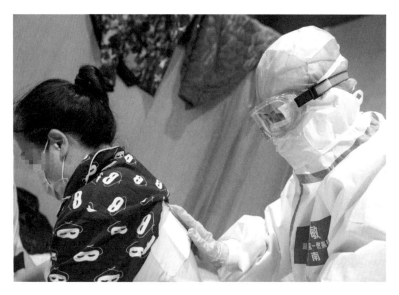

* 2020年2月25日，在江夏方舱医院，湖南中医药大学第一附属医院医护人员为新冠肺炎患者实施中医穴位敷贴治疗（新华社，记者沈伯韩摄）

和中华文明传承发展的中医药振兴事业，正沿着"传承精华、守正创新"的方向阔步前进，走向世界[1]。

党的十八大以来，以习近平同志为核心的党中央把中医药摆在更加突出的位置，以前所未有的力度推进中医药改革发展，引领中医药事业取得历史性成就。中医药发展上升为国家战略，搭建起推动中医药高质量发展"四梁八柱"制度体系。酝酿30年的中医药法终于出台，成为中医药领域第一部基础性、综合性法律；首次印发《关于促进中医药传承创新发展的意见》《中医药发展战略规划纲要（2016—2030年）》，首次发布《中国的中医药》白皮书；召开全国中医药大会，吹响新时代中医药传承创新发展的号角……中医类医疗卫生机构年诊疗人次超10亿，中药大健康产业规模突破万亿元。全国99%的社区卫生服务中心和98%的乡镇卫生院提供中医药服务，推出中医诊所备案、中医医术确有专长人员医师资格考核、医疗机构应用传统工艺配制中药制剂实施备案等一批改革举措[2]。

从西安社区卫生院中医馆，到南昌江中药谷制造基地；从珠海横琴新区粤澳合作中医药科技产业园，到河南南阳的医圣祠……循着习近平总书记的考察足迹可以发现，"切实把中医药这一祖先留给我们的宝贵财富继承好、发展好、利用好"是他念兹在兹的一件大事。习近平总书记关于中医药的一系列重要论述，深刻阐述了中医药的历史价值、文化价值及现实作用，是坚定民族自信和文化自信的重要支撑。在推进健康中国战略、

1.陈芳，徐鹏航.领航健康中国建设：为了人民的新期盼[J].瞭望，2021(33):12-19.
2.陈芳，徐鹏航.领航健康中国建设：为了人民的新期盼[J].瞭望，2021(33):12-19.

举国一心抗击疫情的历史节点上，更应坚定文化自信，增强文化自觉，敬重和珍视先人创造的优秀精神文化财富，挖掘和汲取中华优秀传统文化的当代价值，指导全民健康和高质量发展工作。

| 知识链接 |

张伯礼：《健康中国与中医药》（演讲摘选）[1]

医学的目的是随着人类发展而变化的。医学发展100多年来，形成了从救死扶伤到防病治病到维护健康三个任务。目前，我国既面对着发达国家的卫生健康问题，也面对着发展中国家存在的问题。在中国，我们有中医药的优势。有着几千年历史的中医药，在维护人民健康，促进民族繁衍当中发挥了重要的作用。

中医和西医是两套医学，没有谁先进谁落后之说，都是站在不同的视角来关注人体的健康，都是为了人体的健康，只是观察的角度不一样，二者各有优势，应该优势互

1.张伯礼是"人民英雄""道德模范"国家荣誉称号获得者。他是中国工程院院士、国家重点学科中医内科学学科带头人、国家重大新药创制专项技术副总师、第一批国家级非物质文化遗产项目中医传统制剂方法代表性传承人。2003年，面对突如其来的"非典"疫情，他挺身而出，就任天津市中医治疗"非典"指挥部总指挥。2020年新春，迎战新冠肺炎疫情，他逆向而行。在他的推动下，中医药全过程介入新冠肺炎患者救治。2020年9月8日，在全国抗击新冠肺炎疫情表彰大会上，他被授予"人民英雄"国家荣誉称号。2021年7月18日，在国务院启动实施健康中国行动两周年之际，"2021健康中国发展大会"首场主题会在京举行，张伯礼院士在首场主题会上发表题为《健康中国与中医药》的主旨演讲。本篇延伸阅读材料，是根据张伯礼院士的演讲稿摘选而成的，演讲全文请参阅《健康中国观察》杂志（2021年8月）。

补。我一直在强调，中国有两套医学，是中国人的福气。所以如何发挥两者之长，优势互补才是关键。

中医药虽然古老，但理念不落后。现在谈的最时髦的系统科学、精准医疗、预防医学、组合药物等专业，中医也早在几千年前就提出来了：天人合一、整体观念、辨证论治、养生保健、复方治疗等。所以我们说中西医理念是一致的。中医的基础理论历久弥新，不变的是它的哲学基础，因为哲学思辨的方法是辨证适用的，变化的是中医理法方药。辨证论证的观念，几千年来是一脉相承的，随着时代、气候、生态环境及生活水平的变化，疾病证候特征是变化的，故具体的每一个病，每一个处方，每一个药的研究都是与时俱进的，不断变化的。以不同时期冠心病证候类型为例，20世纪70年代到90年代，再到本世纪前十年，不同的时代，证候变了，从气滞血瘀到气虚血瘀再到痰浊血瘀，证候变随之治也变、方也变、药也变，这是推动中医药自身进步的内生动力。中医一直在发展，养生保健方面更有优势。中医讲，"上工治未病，中工治欲病，下工治已病"，真正的上工是预防疾病。中国的养生文化是世界独特的，中医的养生源于《黄帝内经》，顺四时而适寒暑，和喜怒而安居处，节饮食而慎起居，疏五脏而通经络。这是两千年前总结的一些规律，现在看依然适用，四季养生，节气养生，包括节气防病。

中药在重大疾病救治中也有自己的特色。中医这次抗疫的贡献，主要有四点。第一，"四类人"集中隔离，服用中药。在开始阶段集中隔离，普遍服用中药，有效阻断了疫情的蔓延进程。第二，中药进方舱治轻症、普通型患者。江夏方舱进行纯中医的综合治疗，经过中医治疗的564位患者，没有一个转重的，出舱以后没有复阳的。普遍服用中药以后，转重率明显下降。第三，重症患者进行中西医结合救治。中西医优势互补，中西结合救治重症效果突出。上了呼吸机了，但还有很多问题解决不了，如血氧饱和度低、肺部感染控制不佳、抑制炎症风暴等，但中药来配合治疗，效果明显。第四，在患者恢复期开展中西医结合康复治疗。中医的免疫调节对早期的康复作用很大，现在我们正在总结一年的康复数据，目前发现我国康复做的总体比国外好，总的情况都很乐观。中西医结合、中西药并用是这次疫情防控的一大特点，也是中医药传承精华守正创新的生动实践。今后，我们还要加强研究论证，进一步总结治疗本次疫病的理论和诊疗规律。

实际上中药对很多的病都有效，平常的对一些重大疾病、慢性病、老年病都有效。中医和西医相互补充、协调发展是我们的显著优势。两套医学优势互补，可以更好地服务于健康中国建设。中医药能力和可及性的提升是一件大事，当面对突发疫情，没有特效药，没有疫苗，我们还可以依靠中药，中医只要知道证候就能辨证施治，先守住生机保住性命，控制住疫情的蔓延，为疫苗和特效药的研发赢得时间。这非常宝贵，具有重要的战略意义，不可忽视。从去年开始我呼吁传染病法要把中医药纳入，中医药要有知情权、参战权，为的不是给中医药争名争利，而是给民族争一个生机，这点非常关键。

二、中国特色社会主义优势显著

（一）坚持党对卫生健康工作的全面领导

中国共产党从成立起就高度重视卫生健康事业，把发展卫生健康事业、保障人民健康同争取民族独立、人民解放的事业紧紧联系在一起。党的第二次全国代表大会把保护劳动者健康和福利写入党的纲领。1931年，在江西瑞金创办了第一份专业报纸《健康报》，宣传党的卫生工作主张，传播健康防病知识。革命战争年代，在极端困难的情况下，我们党领导的卫生机构和卫生人员仍千方百计救治伤病员，想方设法医治百姓疾患，在根据地开展群众卫生运动，为保障军民健康、壮大革命力量和解放全中国发挥了重要作用。

新中国成立初期，党坚持把医疗卫生工作的重点放在农村。1965年毛泽东同志专门指示"把医疗卫生工作的重点放到农村去"。面对当时农村疫病丛生、缺医少药、人民健康水平低下的状况，创建了城乡三级医疗预防保健网、农村合作医疗、赤脚（乡村）医生等初级卫生保健制度，注重发挥中医药优势，减轻群众看病就医负担，医疗卫生资源大幅增长。1978年我国医疗卫生机构17万个，床位数204万张，卫生技术人员246万人；国民整体健康水平得到显著提高，预期寿命从中华人民共和国成立初期的35岁增加到1981年的68岁；婴儿死亡率从200‰下降到34.7‰。新中国卫生工作取得了巨大成就，被世界卫生组织誉为"发展中国家的典范"[1]。

改革开放以来,建立起覆盖城乡、相互衔接、多层次的基本医疗保障制度体系,满足了人民看病就医的基本需求。2012年,我国医疗卫生机构95万个,床位数572万张,卫生技术人员667万人。医疗卫生服务设施条件明显改进,疾病防治能力不断增强。建立了城乡全覆盖的医保体系,基本医保覆盖面达到96%,人民群众整体健康水平显著提高。

党的十八大以来,以习近平同志为核心的党中央坚持以人民为中心的发展思想,强调把人民健康放在优先发展的战略地位,把实现好、维护好、发展好人民群众健康利益作为医疗卫生事业发展的出发点和落脚点,多次主持召开会议研究部署卫生健康工作,在每个关键时刻、重要时间节点都作出重要指示,为卫生健康事业改革发展指明了方向,提供了遵循。在党的领导下,以健全医疗卫生服务体系、完善全民医保制度、实施健康中国行动等为重点,全面深化医疗卫生体制改革,推动医疗卫生事业发展跨上新台阶。

一百年,见证一个民族从"东亚病夫"到"东方巨人"的历史性跨越。一百年,记录一个大国卫生健康事业由弱到强的蓬勃跃升。这是人类历史上从未有过的健康奇迹——从"零"基础到参保人数13.6亿人的世界最大医疗保障网;从新中国成立初期人均预期寿命只有35岁,到提高至77.3岁;从"小病靠扛、大病靠天"的历史,到居民主要健康指标总体上居于中

1.费太安.健康中国百年求索——党领导下的我国医疗卫生事业发展历程及经验[J].管理世界,2021,37(11):26-40+3.

高收入国家前列[1]。

回顾百年历程，党领导人民建立发展医疗卫生事业具有以下基本经验：（1）坚持医疗卫生事业的重大民生工程性质，与国家发展战略同设计同部署；（2）坚持以人民健康为根本目标，不断完善医疗卫生保障制度；（3）坚持在改革开放中发展医疗卫生事业，不断增强医疗卫生体制活力。坚持医疗卫生事业发展模式、保障能力、发展水平与经济社会发展水平相适应。坚持医疗卫生体制改革在全面深化改革中同步推进，医疗卫生事业在开放中做大做强；（4）坚持正确处理政府市场社会关系，不断提高医疗卫生事业发展效率；（5）坚持基本医疗卫生事业公益性不动摇，不断创新公益性实现机制；（6）坚持动态看待医疗卫生事业发展，注重目标和过程的平衡，在发展中化解改革阻力。

进入新发展阶段，我国仍然面临多重疾病威胁并存、多种健康影响因素交织叠加的复杂局面，传染病防控任务依然繁重，新发传染病尤其不容忽视。必须毫不动摇坚持和加强党对卫生健康工作的领导，不断提高党在卫生健康事业改革发展中把方向、谋大局、做决策、促改革、保落实的"总开关"作用，推动各地区各部门建立健全卫生健康工作协调推进机制，才能战胜前进道路上的一切艰难险阻，确保卫生健康事业不断取得新的胜利。

（二）坚持发挥中国特色社会主义制度的显著优势

坚持全国一盘棋、集中力量办大事，是"中国之治"的制度特色和显著优势。面对新中国成立以来发生的传播速度最快、

1.陈芳，徐鹏航. 领航健康中国建设：为了人民的新期盼[J]. 瞭望，2021(33):12-19.

感染范围最广、防控难度最大的新冠肺炎疫情重大突发公共卫生事件，习近平总书记亲自指挥、亲自部署，统揽全局、果断决策，党中央统一指挥、统一协调、统一调度，各方面迅速行动，开展新中国成立以来最大规模的医疗支援行动，大力加强医疗物资生产供应，快速启动防护物资、检测试剂和药物等应急审批，充分展现了中国特色社会主义制度集中力量办大事、办难事、办急事的独特优势。

在抗击新冠肺炎疫情的关键时刻，我国调集了346支医疗队、42000多名医疗卫生人员，以最快速度、最先进的设备、最急需的资源驰援湖北，将最精锐的医疗资源向最需要的地方集中，全力以赴投入疾病救治，救治费用全部由国家承担，重症救治"一人一策"。从出生仅30个小时的婴儿至100多岁的老人，中国不计代价抢救每一位患者的生命，用行动诠释"人的生命高于一切"。

新冠肺炎疫情能够在国内得到有效控制，得益于中国共产党的领导，坚持把人民生命安全和身体健康放在第一位，坚持人民至上、生命至上，不惜一切代价维护人民生命安全和身体健康，充分践行了为人民服务的铮铮誓言；得益于全国各级组织坚决服从党中央集中统一指挥，"一切行动听指挥"成了中国战胜新冠肺炎疫情的关键所在；得益于14亿中国人民的团结协作与坚韧奉献，充分彰显了中国特色社会主义制度的巨大优越性。

（三）坚持理论自信、道路自信、制度自信和文化自信

理论自信是对马克思列宁主义、毛泽东思想及中国特色社会主义理论体系的科学性、真理性的自信。理论是实践的先导，

思想是行动的指南。中华民族在一百多年的崛起实践中，不断学习、积累、创造，形成了自己特有的理论体系，马克思列宁主义、毛泽东思想、邓小平理论、"三个代表"重要思想、科学发展观、习近平新时代中国特色社会主义思想，已经成为指导国家发展的基本思想。党的十八大以来，习近平总书记创造性地把马克思主义基本原理同中国卫生健康工作实际相结合，提出了一系列新理念新论断新要求，作出了一系列重要指示批示，深刻回答了在中国特色社会主义新时代，中国卫生健康事业的理论渊源、本质特征、发展规律和举措路径等重要问题。疫情期间，正是有了这些理论将大家的思想统一在一起，全国人民才会拧成一股绳，才能表现出如此强大的动员力。理论自信为取得抗疫胜利提供了思想保障，此次疫情也进一步丰富了我们党关于卫生健康工作的理论思想。

道路自信是对发展方向和未来命运的自信，坚持道路自信就是要坚定走中国特色社会主义道路。新中国成立后，中国走出了自己的健康发展道路。从"东亚病夫"到"东方巨人"，成就充分证明新中国的健康发展之路的正确性。诚如习近平总书记在全国卫生与健康大会上所强调的，经过长期努力，我们不仅显著提高了人民健康水平，而且开辟了一条符合中国国情的卫生与健康发展道路。健康发展之路是中国总道路的具体道路。正是因为我们的道路是为人民谋福祉，人民的健康平安成了一切问题的出发点和不可逾越的红线。

制度自信就是要坚持中国特色社会主义制度，社会制度的优越性是健康中国实现的坚定基础。从"赤脚医生"到"全科医生"，从缺医少药到村村有卫生室，从"看得上病"发展为努力使群众不生病、少生病……中国特色的卫生与健康发展道路越走越宽广。中国特色基本医疗卫生制度框架基本建立，84%的县级医院达到二级及以上医院水平，远程医疗协作网覆盖所有地级市和所有贫困县，基本实现村村有卫生室、乡乡有卫生院，近九成家庭15分钟内能够到达最近医疗点……基本公共卫生服务均等化水平稳步提高，这是全球健康事业发展史上的壮丽篇章。中国人民在这场"新冠战疫"中表现出的强大的执行力让全世界刮目相看，而这一切的背后，就源于中国特色社会主义制度的巨大优越性。

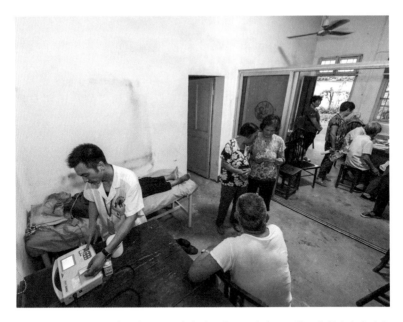

﹡2017年8月3日，浙江省长兴县夹浦镇卫生院医生在环沉村一户村民家中设立临时巡诊点，为村民进行免费身体检查。我国建立起覆盖城乡、相互衔接、多层次的医疗保障网；城乡医疗卫生服务网络基本建成，村村有卫生室、乡乡有卫生院，打造出家门口的"15分钟医疗圈"；14类基本公共卫生服务项目惠及全人群全生命周期（新华社，记者徐昱摄）

中华文明上下五千年，形成了自己特有的文化。社会大同的文化元素和民族精神已经深入每个中国人的骨髓，在国家面临灾难时彰显得淋漓尽致。在推进健康中国建设中，更应坚定文化自信，敬重和珍视先人创造的优秀精神文化财富，挖掘和汲取中华优秀传统文化的当代价值。

| 知识链接 |

健康中国建设的精神力量

实现强国梦想，既需要强大的物质力量，也需要强大的精神力量。在中华民族精神宝库中，有两种精神对健康中国建设非常重要：

"抗疫精神"：生命至上、举国同心、舍生忘死、尊重科学、命运与共。

"卫生健康职业精神"：敬佑生命，救死扶伤，甘于奉献，大爱无疆。

三、新中国成立以来卫生健康事业成就鼓舞人心

新中国成立伊始，党和政府就高度重视卫生工作。1951年9月9日，毛泽东同志亲笔起草《中央关于加强卫生防疫和医疗工作的指示》指出："必须把卫生、防疫和一般医疗工作看作一项重大的政治任务，极力发展这项工作。"人民健康水平迅速提升，以全国卫生总费用的20%，初步解决了占全国总人口80%的农村居民的医疗保健问题，创造了"以最少的投入获得了最大的健康收益"的"中国模式"。大力发展医疗技术，在世

界上首次分离了沙眼衣原体、人工合成结晶牛胰岛素，进行了第一例断肢再植手术，成功研制了抗疟新药青蒿素等。

1949年，北京因周边发生鼠疫暴发疫情，成立了中央防疫委员会。1952年3月14日，为了抗美援朝战争需要，政务院决定重新组建中央防疫委员会，由周恩来同志负责。1952年12月，将中央防疫委员会更名为中央爱国卫生运动委员会，广泛开展群众性爱国卫生运动，消灭了天花等传染病，有效控制了结核病、血吸虫病、乙肝等重大传染病以及寄生虫病、地方病，人民健康水平不断提高，取得了"低收入发展中国家举世无双的成就"。

改革开放后，党领导卫生健康事业加快发展。我国健康领域改革发展取得显著成就，国家公共卫生整体实力和疾病防控能力上了一个大台阶，城乡环境面貌明显改善，全民健身运动蓬勃发展，医疗卫生服务体系日益健全，人民健康水平和身体素质持续提高。2002年，中央提出逐步建立以大病统筹为主的新型农村合作医疗制度，新型农村合作医疗制度逐步建立，农村人口医疗保障水平大为改善。2003年，取得了抗击"非典"的重大胜利，在全国建立各级疾病预防控制中心，重大疾病防治体系不断完善。2009年，启动新一轮医改，这次医改以基本医疗卫生事业回归公益性为主轴，以保基本、强基层、建机制为基本原则，以实现人人享有基本医疗卫生服务为目标。坚持用中国式办法破解医改这一世界性难题，把基本医疗卫生制度作为公共产品向全民提供。2021年5月21日全球健康峰会上，国家主席习近平指出："中国已为受疫情影响的发展中国家抗疫以及恢复经济社会发展提供了20亿美元援助，向150多个国家和13个国际组织提供了抗疫物资援助，为全球供应了2800多亿只口罩、34 多亿件防护服、40 多亿份检测试剂盒。"在全球抗疫情势下，中国实践彰显了大国担当。

我国卫生总费用从 2016 年的 46345 亿元增加至 2019 年的 65196 亿元，年均增长 8.7%（按可比价格计算），高于同期 GDP 的年均增速；政府卫生支出由 2016 年的 13910 亿元增加到 2019 年的 17428 亿元，年均增长 4.6%；个人卫生支出占卫生总费用比重持续下降，2019 年降至 28.4%。"增降"之间，彰显的是不断满足人民需求的温度，也是健康中国建设铿锵的脚步。

2020 年末，全国医疗卫生机构总数达 1022922 个，全国卫生人员总数达 1347.5 万人；全国孕产妇死亡率从 1949 年的 1500/10 万，降到 2020 年的 16.9/10 万，比 1949 年减少了 98.87%；婴儿死亡率从 1949 年之前的 200‰ 至 250‰，降至 2020 年的 5.4‰。

中国人更长寿，更高了，营养状况改善，也更健康了。

四、全面开启现代化建设将强力助推建设健康中国

党的十九大对实现第二个百年奋斗目标作出分两个阶段推进的战略安排，即到二○三五年基本实现社会主义现代化，到本世纪中叶把我国建成富强民主文明和谐美丽的社会主义现代化强国。开启全面建设社会主义现代化国家新征程，为建成健康中国奠定坚实基础。

坚持人民健康优先发展的核心理念业已形成。习近平总书记在 2016 年 8 月全国卫生与健康大会上强调，把人民健康放在优先发展战略地位，努力全方位全周期保障人民健康。健康优

先是以人民为中心发展思想的基本要求和具体体现，健康优先
把提高人民的健康和福祉作为发展的重要目的，加快形成有利
于健康的生活方式、生态环境和经济社会发展模式，实现健康
与经济社会良性协调发展。健康中国战略对国家宏观健康政策
框架与系统战略的整体性布局，标志着健康在国家公共政策议
程中逐渐走进了中心位置，我国政府内生主动型的健康优先发
展战略已经形成。

　　经济保持中高速增长将为维护人民健康奠定坚实基础。发展
是解决我国一切问题的基础和关键，经济发展促进国民健康的改
善是通过多渠道综合作用的结果：①经济发展为人们提供充足的
食物营养、良好的生活与劳动条件；②社会经济水平的提高有利
于促进社会保障和法律体系的完善，促进科教文卫的发展以及和
谐社会关系的建立，增加人们提高生活质量的机会；③经济发展
有利于增加健康投资，促进医疗卫生健康事业发展，促进人们对
卫生服务的利用。"十四五"期间提出必须坚持新发展理念，在
质量效益明显提升的基础上实现经济持续健康发展，增长潜力充
分发挥，经济结构更加优化，创新能力显著提升，产业基础高级
化、产业链现代化水平明显提高，城乡区域发展协调性明显增
强，现代化经济体系建设取得重大进展。这些目标的实现必将促
进健康水平的提高，成为国民健康指标攀升的主要动力。

　　消费结构升级将为发展健康服务创造广阔空间。消费结构
调整即根据经济形势和发展规划引导消费由生存型消费向发展
型消费、由商品型消费向服务型消费、由传统消费向新型消费
转型。围绕提升全民健康素质和水平，逐步建立覆盖全生命周
期、业态丰富、结构合理的健康服务体系。

各方面制度更加成熟更加定型将为健康领域可持续发展构建强大保障。"十四五"提出，坚持预防为主的方针，完善国民健康促进政策，织牢国家公共卫生防护网，为人民提供全方位全周期健康服务制度建设。

| 知识链接 |

"十四五"时期全面推进健康中国建设的主要内容

改革疾病预防控制体系，强化监测预警、风险评估、流行病学调查、检验检测、应急处置等职能。

建立稳定的公共卫生事业投入机制，加强人才队伍建设，改善疾控基础条件，完善公共卫生服务项目，强化基层公共卫生体系。

落实医疗机构公共卫生责任，创新医防协同机制。

完善突发公共卫生事件监测预警处置机制，健全医疗救治、科技支撑、物资保障体系，提高应对突发公共卫生事件的能力。

深化医药卫生体制改革，加快优质医疗资源扩容和区域均衡布局，加快建设分级诊疗体系，加强公立医院建设和管理考核，推进国家组织药品和耗材集中采购使用改革，发展高端医疗设备。

支持社会办医，推广远程医疗。

坚持中西医并重，大力发展中医药事业。

提升健康教育、慢性病管理和残疾康复服务质量，重视精神卫生和心理健康。

深入开展爱国卫生运动，促进全民养成文明健康生活方式。

完善全民健身公共服务体系。

加快发展健康产业。

科技创新将为提高健康水平提供有力支撑。"创新"和"健康"成为我国重大发展战略，为实现"两个百年"奋斗目标和中华民族伟大复兴的中国梦，提供强劲动力。"十四五"规划提出：坚持创新驱动发展，全面塑造发展新优势。规划纲要瞄准人工智能、量子信息、集成电路、生命健康、脑科学等前沿领域，实施一批具有前瞻性、战略性的国家重大科技项目。以改革创新为动力，深化医药卫生体制改革，全力推进卫生与健康领域理论创新、制度创新、管理创新、技术创新。以科技创新带动全面创新，更好赋能建设健康中国高质量发展。

加快推进健康中国建设，14亿多中国人民必将以更加健康的姿态迈向中华民族伟大复兴的光辉未来。

后 记

对我们来说，完成《建设健康中国》书稿，实非易事。健康中国建设的战略主题是"共建共享，全民健康"，本书得以完成，也恰好体现了"共建共享"这个基本路径——它是各方面同向合力促成的。文责在于我们，感谢献给大家。

书稿完成的过程，也是我们心灵受到洗礼的过程。"人民英雄"国家荣誉称号获得者、全国道德楷模、中国工程院院士张伯礼，尽管工作十分繁忙繁重，还是认真审读了本书，并利用国庆节休息时间为本书作序，贡献他对建设健康中国的真知灼见，这使我们深受感动。我国学界泰斗邬沧萍教授，不仅热情地为本书作序，并且给予本书不少宝贵的具体指导。我们都长期受邬老做人治学的熏陶教诲，2004年夏天，他谆谆勉励我们说，"勤者寿"。他的言传身教，让我们终身受益。2021年国庆期间，在这位百岁老人简朴的家中，在长达100多分钟的时间里，我们静静地聆听他滔滔不绝地讲建设健康中国。他特别提醒我们，要注意"存在决定健康"，要用共同富裕的思路研究如何消除健康上的不公平、不平等。这是何等炽热的家国情怀啊！通过写作本书这个契机，我们更加深刻感受到两位大科学家对国家繁荣昌盛和人民幸福安康的无限深情与无私奉献！我们深受教育，榜样的力量是无穷的！

本书从策划选题到顺利出版，都得益于中央党校哲学教研部副主任董振华教授，红旗文稿杂志社社长顾保国，中国青年出版社社长皮钧、总编辑陈章乐等的远见卓识，在他们精心统筹协调下，本书现在与读者见面，谨向他们表示真诚的感谢！中国青年出版社侯群雄、邢继征两位老师，认真帮助指导我们的写作，本书凝结有他们的心血和智慧。

我们对健康中国建设的学习与研究，得到了国家卫健委规划司、健康中国行动推进委员会办公室、爱国卫生运动工作办的领导和同志们的帮助指导。我们对健康中国建设中药事的学习与研究，得到了许正中教授（中央党校经济学部副主任）、史录文教授（北京大学药学院教授、北京大学医药管理国际研究中心主任）、赵志刚教授（首都医科大学附属北京天坛医院药学部主任、首都医科大学药学院临床药学系主任、北京市医管中心第二届总药师、国家药典委员会第十一届委员）等专家学者的帮助指导。我们对心理健康方面的学习与研究，得到了杨甫德教授（北京大学教学医院北京回龙观医院院长、世界卫生组织心理危机研究与培训合作中心主任）等专家的帮助。

在书稿形成过程中，正在美国哥伦比亚大学攻读公共卫生及健康教育专业博士学位的中国留学生党子涵，参与了书稿提纲编写的讨论，对提纲的形成贡献了力量。中国人民大学在读博士生穆跃瑄、耿蕊、郝昕、葛姝，硕士生王静文、梁可欣等同学，参与了部分资料的收集与整理。人民日报健康客户端、健康时报总编助理、健康中国论坛秘书长李晨玉，天津大学应急医学研究院副院长樊毫军教授、曹春霞教授、卢鲁讲师和博士生李悦，认真审读了书稿。在研究案例的过程中，我们还得到不少奋斗在实践第一线的同志们的帮助。

对上述支持、帮助、指导，我们谨此表示衷心的感谢！

这本小书，只是我们还不够成熟的学习体会与心得，只是一份参考资料。路漫漫其修远兮，我们愿与读者朋友们一道，始终与建设健康中国同向而行！

卢春山、杜本峰

2021年12月29日

图书在版编目（CIP）数据

建设健康中国 / 卢春山，杜本峰著. —北京：中国青年出版社，2022.8
ISBN 978-7-5153-6688-3

Ⅰ.①建⋯　Ⅱ.①卢⋯②杜⋯　Ⅲ.①医疗保健事业－研究－中国　Ⅳ.①R199.2

中国版本图书馆CIP数据核字（2022）第101388号

"问道·强国之路"丛书
《建设健康中国》

作　　者　卢春山　杜本峰
责任编辑　侯群雄　邢继征
出版发行　中国青年出版社
社　　址　北京市东城区东四十二条21号（邮政编码 100708）
网　　址　www.cyp.com.cn
编辑中心　010-57350401
营销中心　010-57350370
经　　销　新华书店
印　　刷　北京中科印刷有限公司
规　　格　710×1000mm　1/16
印　　张　17.25
字　　数　186千字
版　　次　2022年8月北京第1版
印　　次　2022年8月北京第1次印刷
定　　价　42.00元

本图书如有印装质量问题，请凭购书发票与质检部联系调换。电话：010-57350337